# DES LÉSIONS GRAVES DU LARYNX, DE LA TRACHÉE ET DE L'ŒSOPHAGE PAR BLESSURES DE GUERRE

TRAVAIL DE LARYNGOSCOPIE DIRECTE ET DE BRONCHO-ŒSOPHAGOSCOPIE

PAR

Le Docteur Georges POMMEREAU

ASSISTANT DU CENTRE OTO-RHINO-LARYNGOLOGIQUE DE LA X$^{e}$ RÉGION

PARIS
LIBRAIRIE LE FRANÇOIS
9 ET 10, RUE CASIMIR-DELAVIGNE

1918

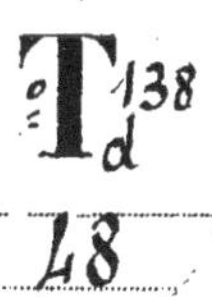

# DES LÉSIONS GRAVES
# DU LARYNX, DE LA TRACHÉE ET DE L'ŒSOPHAGE
## PAR BLESSURES DE GUERRE

TRAVAIL DE LARYNGOSCOPIE DIRECTE ET DE BRONCHO-ŒSOPHAGOSCOPIE



PAR

**Le Docteur Georges POMMEREAU**
ASSISTANT DU CENTRE OTO-RHINO-LARYNGOLOGIQUE DE LA X<sup></sup>e RÉGION

PARIS
LE FRANÇOIS, LIBRAIRE
9 ET 10, RUE CASIMIR-DELAVIGNE

1918

A MONSIEUR LE PROFESSEUR LEJARS

Chirurgien dé l'Hôpital St-Antoine
Officier de la Légion d'honneur.

*Qui nous a fait le très grand honneur d'accepter la présidence de notre thèse.*

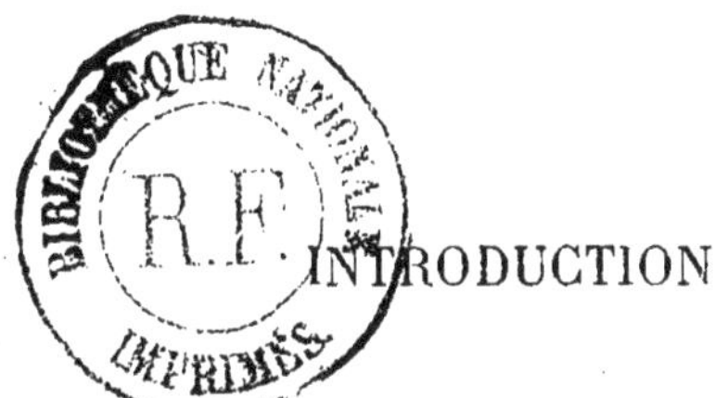

# INTRODUCTION

Ce travail est basé sur *58 cas de blessures de guerre graves du larynx, de la trachée et de l'œsophage*, que nous avons pu observer et suivre depuis deux années au Centre Oto-Rhino-Laryngologique de la X^e^ Région. Nous avons délibérément laissé de côté toutes les lésions légères (simples sétons, laryngites traumatiques ou par gaz asphyxiants, parésies des cordes, etc.), ne nous occupant que des lésions vraiment matérielles dues à des projectiles de guerre.

Pour l'étude de notre sujet nous avons adopté le plan suivant :

Au cours de *l'historique* : faisant état de ce qui fut signalé par les quelques auteurs qui traitèrent du même sujet avant nous, nous avons réuni une documentation étrangère aussi complète que possible et nous avons pu en particulier rassembler les résumés de quelques travaux allemands parus sur cette question depuis la guerre actuelle.

Pour *l'étiologie* : il nous a paru intéressant d'accorder un assez large développement à l'étude statistique de ce genre de blessures.

Puis après avoir fait une revue critique de la *sympto-*

*matologie* immédiate et tardive des blessures de guerre du larynx et de l'œsophage, nous avons abordé la partie la plus importante de notre sujet : celle qui traite du *diagnostic* et des *lésions* et nous nous sommes efforcé de démontrer l'utilité incontestable des examens endoscopiques.

Enfin nous terminons cette thèse sur l'exposé des *méthodes thérapeutiques* appliquées à nos blessés et nous signalons en particulier quelques détails de la technique employée au Centre de la X$^{e}$ Région.

Nous tenons à remercier, tout particulièrement, M. le Docteur Guisez, Médecin-Chef du Centre, pour le bon accueil qu'il voulut bien nous faire à notre arrivée dans son service. Nous avons depuis, toujours trouvé en lui un maître bienveillant : il nous a inspiré le sujet de cette thèse, a guidé nos recherches et nous a grandement facilité notre tâche. Nous le prions de croire à notre respectueuse reconnaissance.

C'est bien sincèrement que nous offrons nos remerciements à M. le Docteur Marcorelles, Adjoint au Chef de Centre ; il sut nous prodiguer ses conseils et nous faire profiter de sa large expérience.

Nos recherches bibliographiques ont été complétées à la « Bibliothèque de la Guerre ». Mme et M. Leblanc, qui ont fondé cette collection nous ont accueilli très aimablement. Nous leur exprimons ici tous nos remerciements.

Nous n'oublions pas tout ce que nous devons à notre maître M. le Professeur agrégé Sebileau : il a dirigé nos premiers pas dans l'art de la spécialité, nous a permis de fréquenter assidûment, pendant deux années, son service de Lariboisière et depuis nous a souvent donné les preuves d'une très grande sollicitude. Nous le prions, ainsi que M. le Docteur F. Lemaitre, Oto-Laryngologiste des Hôpitaux, de bien vouloir agréer l'assurance de notre profonde gratitude pour l'enseignement clinique dont nous avons pu profiter et les soins éclairés qui nous ont été prodigués.

# CHAPITRE I

## HISTORIQUE

Les plaies de guerre laryngo-trachéales et œsophagiennes sont *rares* et *graves*. Witte en 1877 cite 124 cas avec 71 guérisons et 53 décès. Hopmann, en 1898 relate 6 nouveaux cas avec 3 issues mortelles. Iermolenko, en 1911, trouve encore une mortalité de 53 p. 100 avec une proportion de 63 infirmes sur 100 blessés consolidés. Otis d'après Witte ne relève au cours de la guerre de Sécession, sur 235.585 blessés par armes à feu, que 82 cas seulement de blessures du larynx ou des voies respiratoires; soit 0,035 p. 100. Pendant la guerre de Crimée c'est une proportion d'un cas sur 4.600 blessés. Dans la guerre de 1870-71, Hofmeister ne compte sur 99.566 blessés que 61 blessures du larynx, dont 58 par armes à feu. Au cours de la guerre turco-bulgare, les chirurgiens français de l'hôpital du Croissant Rouge de Salonique n'ont pas observé de plaie du larynx et de l'œsophage sur un total de 469 blessés soignés dans leur formation. Pour les autres guerres contemporaines ce genre de lésion est à peine mentionné et l'on ne retrouve que des cas isolés à l'exemple de ceux : de

Chromatianos (blessés de l'armée hellénique en 1897) et de Matignon (siège de la légation de France à Pékin, 1901). Toutes ces lésions ont été rapportées et discutées en France dans la thèse d'agrégation de chirurgie d'Horteloup en 1869, dans la thèse de Petit en 1889 et dans le travail de Iermolenko en 1911.

Au cours de cette guerre, Canuyt de Bordeaux consacre en 1915 un tiers de sa thèse à l'étude de la laryngologie de guerre. S'appuyant sur quelques observations il remarque déjà la gravité des plaies laryngo-trachéales tout à fait cicatrisées « parce que sténosantes et nécessitant des interventions difficiles et périlleuses ».

Notons ensuite l'important travail de Guisez (*Paris-Médical*, septembre 1915) : Il signale 22 cas soignés au Centre de la X<sup>e</sup> Région sur un total de 720 blessés de guerre de la spécialité. Ses conclusions sont très nettes : « Au front beaucoup de blessés sont sauvés par la trachéotomie ou la simple introduction d'une canule dans leur plaie laryngée. Plus tard la guérison complète et le retour *ad intégrum* de l'organe est la règle si un tel blessé est soigné par un chirurgien qui sait examiner et surveiller le larynx pendant toute la cicatrisation. La laryngostomie s'impose dans bien des cas de cicatrisation vicieuse ».

En 1916, Lannois, Sargon et Dauriac (*Lyon Médical*) décrivent le traitement des sténoses graves du larynx par traumatismes de guerre.

Au début de 1917, Ramonet, dans sa thèse (Lyon) rapporte la statistique de la région lyonnaise qui, sous la direction du professeur Lannois, de novembre 1914 à décembre 1916, a soigné 78 plaies de guerre laryngo-trachéales de toutes sortes, sur un total de 2.830 blessés hospitalisés ou consultants, ce qui fait 2,5 p. 100 environ. Cet auteur donne un compte rendu de ce qui a été écrit en France depuis le début des hostilités au sujet des blessures du larynx et relève dans les rapports mensuels des Chefs de Centres otologiques tout ce qui est signalé sur cette question jusqu'en janvier 1917.

En août 1916, Moure présente à l'Académie de Médecine quelques malades opérés et guéris de laryngo-sténoses cicatricielles; dans un long article de la Revue de Chirurgie (février-mars 1917) il reprend la question en collaboration avec Canuyt, lequel dans le *Journal de Médecine de Bordeaux* avait émis en 1916 quelques considérations sur les blessures de guerre du larynx et de la trachée.

Dans de courtes communications :

En 1915 : Collet signale une paralysie récurrentielle par balle, Vallette décrit une plaie de la trachée consécutive à une blessure par balle de Mauser avec indication d'une trachéotomie d'urgence. (*Lyon Médical et Chirurgical*).

Guisez présente à la séance de l'Académie de Médecine, du 16 février 1916, une note sur la laryngoscopie directe, la trachéoscopie et l'œsophagoscopie au service des blessés de guerre de la spécialité et affirme que ces moyens d'exploration le guident toujours dans le diagnostic et la thérapeutique des blessures des voies digestives et aériennes supérieures. Le même auteur, devant la même assemblée, présente en juin 1917 2 cas, chez des blessés de guerre, de sténoses par diaphragmes cicatriciels de la trachée et de l'œsophage; il fait remarquer que la genèse de cette forme de rétrécissement peut s'expliquer par le fait que ces deux blessés ont été atteints par balles tirées presqu'à bout portant. D'autres auteurs rapportent devant la Société de Chirurgie de Paris, quelques cas curieux de blessures profondes du cou intéressant les organes de notre spécialité. Citons :

J. L. Faure qui présente un malade dont les douleurs à la déglutition ont disparu par l'extraction d'une balle incluse, depuis cinq mois, entre la muqueuse et les muscles constricteurs du pharynx. Le projectile était entré par la région malaire droite, le 1er septembre 1914 et fut retrouvé, à l'opération le 27 janvier 1915, placé la pointe en haut, entre la colonne vertébrale en arrière et l'os hyoïde en avant. La voie d'accès utilisée par ce chirurgien a été la suivante : prenant direction sur le bord latéral droit du pharynx, derrière la région thyro-hyoïdienne, il passe entre la jugulaire interne et la carotide pour éviter le tronc thyro-linguo-facial.

Le 17 janvier 1915 : Rapport verbal de E. Rochard sur un blessé de H. Hallopeau (au front) : c'est le cas d'un malade ayant eu la gorge traversée par une balle. Le débridement des deux orifices latéraux montre que le larynx a été complètement broyé; l'os hyoïde est divisé en multiples fragments, le cartilage thyroïde présente sur la ligne médiane une rupture verticale complète. Ligature de l'artère thyroïdienne supérieure droite, on pratique au moyen de deux catguts la suture du cartilage thyroïde dont les deux moitiés sont exactement réunies. Drainage par petites mèches de chaque côté. Dès la fin de la première semaine le malade pouvait recommencer à parler. C'est là un cas de suture immédiate typique dont nous pouvons rapprocher le cas de suture secondaire de Morestin (séance du 13 septembre 1916) : il s'agit cette fois d'une plaie du cou, au niveau de l'espace thyroïdien avec section de l'épiglotte et large ouverture du pharynx : il n'y a pas lieu de songer à réunir cette plaie qui est constamment souillée et infectée par les mucosités purulentes. Le traumatisme se place le 20 mars 1916 et ce n'est que le 2 juillet que le docteur Morestin fait une première tentative pour fermer l'orifice inter-thyro-hyoïdien. Le 18 août, nouvelle intervention : car il a fallu désunir la plaie qui s'était infectée; cette fois le résultat est bon. Ce chirurgien avait présenté en 1914 un cas de plaie du larynx traité par la suture immédiate hermétique et suivi de guérison intégrale.

Citons encore le blessé d'Albert Mouchet, qui quoiqu'ayant été atteint dans une région située un peu au-dessus de celle qui nous occupe est mort d'une complication qu'on peut retrouver chez nos malades : il s'agissait d'une plaie du pharynx par balle ayant fracturé la 4e cervicale et ayant amené la mort par méningite rachidienne suppurée.

Enfin, à la séance du 25 juillet 1917, le professeur A. Broca rapporte au nom du docteur Decherf, l'observation d'une plaie, par balle tirée à bout portant, de la région cervicale avec lésions du grand sympathique et de la trachée. La lésion de la trachée qui avait donné lieu d'abord à une violente dyspnée avec hémoptysies, s'est finalement cicatrisée spontanément au bout de trois semaines. Quant à la lésion du sympathique cervical, elle laissait encore deux mois après le traumatisme : du myosis, de l'enfoncement de l'œil et une chute légère de la paupière supérieure.

Notons en outre l'article de Courtois-Suffit et Giroux, sur un cas de mort subite chez un traumatisé du larynx après enlèvement d'une canule à trachéotomie. Voilà à peu près tout ce que la littérature médicale française nous a fourni comme renseignements concernant les plaies de guerre laryngo-trachéales et œsophagiennes graves. Voyons maintenant ce qui, à notre connaissance, a pu être écrit chez nos alliés et chez nos ennemis.

En Angleterre : J. Broeckaert (le laryngologiste belge) signale le cas d'une sténose laryngée ayant fait suite à une blessure par baïonnette et traitée avec succès par l'intubation.

Milligan (W.) présente une note sur le traitement des lésions du larynx par coups de feu lorsqu'il existe des synéchies ou palmures des cordes vocales.

Roberts (F.) décrit une blessure par balle de shrapnell ayant intéressé à la fois : le plexus brachial, le récurrent et le nerf phrénique du même côté.

Thompson (G.-W.) et Stanley (G.-W.) assistent en 1916 à la guérison d'une blessure par balle de fusil ayant lésé le cordon spinal et la trachée.

Enthall (A.-W.) observe une blessure de l'œsophage par balle de fusil.

Rose (F.-A.), voit une paralysie de la corde vocale droite, résultat d'une plaie par balle.

Stuart Low (W.), rapporte plusieurs blessures par balles de la face et du cou où le squelette laryngé a été parfois atteint.

Enfin, Jackson (C.), dans diverses publications tant en Angleterre qu'en Amérique étudie les méthodes endoscopiques dans leur application à la guerre et parle des sténoses laryngées en général avec quelques considérations particulières au sujet des sténoses de guerre.

Chez les Italiens il semble qu'il y ait eu une proportion moins grande de publications concernant les blessés du larynx :

Ferreri écrit en 1916, dans la *Policlinique de Rome* un article sur les lésions succédant aux traumatismes de guerre de la trachée et du larynx.

Moriondo (M.), rapporte le cas d'une blessure par balle de fusil ayant traversé le larynx.

Enfin, Caldéra (C.), plus récemment (1917) traite des atrésies traumatiques de guerre du larynx.

Du côté du bloc austro-allemand les publications ne manquent pas. Bien plus, il semblerait que nos ennemis mettent les blessures laryngo-trachéales et œsophagiennes au même rang de gravité que les blessures de poitrine, de l'abdomen et de la mâchoire. Toutes les revues s'attachent avec une ardeur égale à l'étude de ces différents sujets :

En 1914, Panzer (B.), rapporte un cas de blessure du larynx par arme à feu.

En 1915, Denker, au cours d'un long article d'ensemble,

traite des lésions de guerre des oreilles, des voies respiratoires supérieures et des régions avoisinantes; il cite spécialement deux cas de blessure du larynx.

Albrecht (W.), fait une étude générale des blessures du cou par armes à feu, il y comprend les blessures du larynx.

Glas (F.), observe une paralysie récurrentielle par hématome cervical siégeant au côté droit du cou; il donne le compte rendu de guérison d'une paralysie d'une corde vocale due à la pression, au voisinage du larynx, d'une enveloppe de balle et pour laquelle l'extraction du projectile a rétabli la mobilité de la corde; il expose enfin les quelques principes qui selon lui, doivent guider le praticien dans l'application du pansement du larynx au front.

Scheier (M.), dans la *Semaine Clinique de Berlin*, relate 7 cas de plaies du larynx.

Pollatschek, de Budapest communique 6 cas du blessures laryngo-trachéales avec terminaisons relativement favorables parmi lesquelles : 2 blessures transversales du larynx ont été guéries rapidement.

Böehler (L.) soigne 3 blessures du larynx et 2 de la trachée sur le front russe (Pologne).

Bleyl extrait une balle qui était restée deux mois dans un larynx et signale une trachéotomie d'urgence dans un cas de plaie transfixante du larynx.

Kofler fait un court exposé des quelques blessures du larynx qu'il a observées.

Nadoleczny observe 5 plaies laryngo-trachéales de guerre. Il croit que la trachéotomie n'est pas indiquée dans bien des cas et que d'autre part la paralysie ou tout au moins la parésie des cordes vocales sont des séquelles souvent observées à la suite des traumatismes laryngés, même consolidés.

Körner (O.) publie d'abord les observations de trois plaies de guerre du larynx, puis fait une communication sur 11 cas.

Gerber, de Koënigsberg, en juin 1915, fait un exposé assez complet des blessures par armes à feu des voies aériennes supérieures. Il les divise en : tangentielles, pénétrantes et destructives. Durant les six premiers mois de la guerre il soigne 3 blessures du larynx, parmi lesquelles il signale quelques exemples de plaies transfixantes, de paralysies récurrentielles, et d'œdème de la glotte par blessures péri-laryngées.

Kaffemann donne une statistique des six cas de plaies laryngo-trachéales soignées par lui.

Frühwald et Kofler peuvent communiquer dans la *Semaine clinique de Vienne* 17 cas de blessures par armes à feu du larynx et de la trachée.

Hörhammer rapporte deux cas curieux de blessures trachéales : ce sont : 1° une rupture sous-cutanée de la trachée, 2° une fracture fissuraire du même conduit.

Chiari, au moyen de la bronchoscopie supérieure extrait une balle ronde logée dans la bronche principale gauche, ce projectile était entré un an auparavant au niveau de l'épaule droite.

Les blessures œsophagiennes sont rarement mentionnées et nous n'avons pu trouver sur ce sujet que les publications de :

Madelung qui cite quelques blessures de guerre de l'œsophage dont un cas personnel avec plaie de la trachée.

Schilling qui observe aussi un cas de blessure par arme à feu de l'œsophage.

Berger (W.) qui rapporte de même un cas unique de blessure de ce conduit.

En 1916 :

Allenbach (F.) traite des lésions de guerre du larynx d'après les enseignements de la guerre mondiale actuelle.

Barth (E.) écrit un article sur les troubles laryngés organiques ou fonctionnels consécutifs aux lésions de guerre.

Chiari remarque parmi les blessés de sa clinique : 11 blessures du larynx et une de la trachée. Cinq fois le projectile vient se loger et reste inclus dans les parties molles avoisinant le larynx. Cinq fois le larynx est traversé. Tous les blessés ont des hémoptysies et deviennent immédiatement aphones ou tout au moins très enroués. Il rapporte avec détail quelques cas intéressants :

Premier cas : Une balle pénètre au niveau du dos du nez, lèse la cloison, traverse le plancher nasal à droite, la voûte palatine et la langue toujours du même côté, puis parcourt le bord droit de la cavité laryngée et sort à deux centimètres au-dessus de la clavicule. Le projectile a atteint l'homme dans la position du tireur couché. Les premiers symptômes observés sont l'hémoptysie avec toux et aphonie ; la dyspnée n'est pas très marquée.

A l'examen on trouve des hématomes : à la base de la langue, au niveau de l'épiglotte et de la corde vocale droite (qui se meut à peine). Il y a fracture de la corne supérieure droite du cartilage thyroïde. Résultat éloigné : guérison avec voix normale.

Deuxième cas : une balle enlève deux dents à gauche, au niveau de la mâchoire inférieure, traverse le plancher buccal, vient aborder le larynx par son flanc gauche, le ponctionne et se loge à droite sous le sterno-cléïdo-mastoïdien, à deux travers de doigt au-dessus de la clavicule. Crachements de sang et dysphonie pendant trois mois. Intubation conduite durant quatorze jours, puis douleurs à la déglutition persistant neuf mois en même temps que des expectorations purulentes. La lame thyroïdienne gauche demeure longtemps sensible et tuméfiée. Au miroir, on note au début une tuméfaction de la bande ventriculaire gauche dans sa partie antérieure avec évacuation persistante de pus à ce niveau. Au cours du neuvième mois, à l'occasion d'un accès de toux, le blessé rejette deux petits os. Conséquences : la suppuration et la tuméfaction diminuent; la voix s'améliore aussitôt.

Troisième cas : Il s'agit d'une plaie linéaire ayant ouvert le larynx, provoquant de l'asphyxie immédiate avec hémoptysie et enrouement. Trois jours après la blessure, trachéotomie inter-crico-thyroïdienne d'urgence. Examiné deux mois après montre : une immobilité de toute la moitié gauche du larynx avec diminution de l'abduction des deux cordes vocales. La glotte, presque complètement fermée, se présente sous l'aspect d'une fente de deux millimètres de largeur. Il existe de la rougeur et de la tuméfaction de tout le larynx s'étendant jusqu'au-dessous des cordes vocales. On enlève de grosses granulations dans la sous-glotte et on dilate. Le malade est décanulé neuf mois après sa trachéotomie, sa voix est très améliorée, sa respiration entièrement libre, il persiste une petite fistule trachéale.

Quatrième cas : C'est l'histoire d'une ouverture de la trachée à la hauteur du quatrième anneau, par balle ayant traversé la clavicule pour venir se loger dans la troisième vertèbre dorsale. Guérison sans trachéotomie avec voix normale au bout de deux semaines. Les hémoptysies n'ont duré que 48 heures et la dysphagie a persisté pendant dix jours.

Lübinski (M.) rapporte un cas de blessure de guerre du larynx par arme blanche.

En 1917 : les documents se font plus rares et nous ne citerons que le travail de Th. Gluck qui fait une revue d'ensemble de toutes les lésions laryngées et œsophagiennes susceptibles d'être soignées dans les hôpitaux de l'intérieur.

Presque tous ces auteurs font ressortir la grande rareté de ces blessures dans les guerres précédentes et également leur danger bien moindre dans la guerre mondiale actuelle. C'est ce qui permet à Garré de soutenir devant le Congrès des Chirurgiens de Guerre tenu à Bruxelles, que la trachéotomie est devenue dans ce conflit beaucoup plus rarement utile car les blessures laryngo-trachéales paraissent moins dangereuses depuis l'adoption par les armées européennes de balles de petit calibre.

La question des plaies de guerre laryngo-trachéales semble donc avoir intéressé au plus haut point les chirurgiens et spécialistes allemands; les publications paraissent plus nombreuses que chez les alliés; cela tient surtout à la diminution de nos périodiques de spécialité car bien des cas qui ne sont que brièvement mentionnés dans les rapports mensuels des Chefs de Centres, auraient pu en d'autres temps, être relatés plus longuement.

## CHAPITRE II

### ETIOLOGIE

**Fréquence-Statistique**. — Comment expliquer la rareté des blessures des voies aériennes supérieures? Si nous nous en rapportons aux conclusions de Lagarde, Chirurgien Major de l'Armée Américaine à l'époque de la guerre de Sécession, nous apprenons que la tête et la face représentent 5,89 p. 100, le cou 2,62 p. 100 de la surface du corps. Or les organes qui nous intéressent ne sont pas, à beaucoup près, atteints chaque fois qu'il y a plaie cervicale; nombreux sont les sétons latéraux laissant en dehors de leur trajectoire le larynx et l'œsophage. D'autre part ces conduits sont *protégés* par la *saillie du menton* et cette protection s'exerce dans toutes les positions naturelles du port de la tête; l'extension exagérée de la tête sur le cou découvrant seule la face antérieure du cou. Nous pensons que c'est là la raison principale de la disproportion qui existe entre les plaies de la mâchoire inférieure qui sont nombreuses et les plaies laryngo-œsophagiennes qui le sont moins. Le maxillaire inférieur jouant en quelque sorte le rôle de bouclier par rapport aux organes sous-jacents. Cependant nous ne prétendons pas que l'arcade dentaire inférieure joue ce rôle défensif dans tous les cas, les observations Chiari (voir historique) et n° V nous donnent l'exemple du contraire; bien plus, il semblerait que pour ces deux blessés les esquilles du maxillaire inférieur, entraînées dans la plaie cervicale antérieure, soient venues compliquer le traumatisme en prolongeant l'infection.

Ce que nous venons de dire là, s'applique aux traumatismes violents : balles en pleine course, éclatements d'obus ou de torpille dans le voisinage. Si maintenant nous envisageons le cas de traumatismes plus modérés : balles et éclats à fin de trajectoire, armes blanches; le *rôle protecteur du menton* se comprend encore mieux. Ajoutons à cela l'élasticité des pièces constitutives de la charpente laryngée et nous comprendrons que le larynx et l'œsophage puissent parfois se dérober à l'action des forces extérieures. Voilà donc une première explication de la rareté des plaies que nous nous proposons d'étudier; nous la trouvons dans le *peu de surface vulnérable* qu'offrent les conduits aériens et alimentaires supérieurs et dans le rôle de protection permanente que joue le maxillaire inférieur.

Il faut en second lieu tenir compte dans l'établissement d'une statistique sincère : de la *gravité immédiate* de toute blessure du cou; car, en dehors des hémorragies qui emportent bien des malades, il faut penser à toutes les causes de mort subite dans les traumatismes laryngiens. Nous voulons parler surtout des contusions du larynx dans lesquelles la mort peut survenir instantanément par arrêt réflexe du cœur et de la respiration sans qu'il y ait nécessairement plaie pénétrante de l'organe; de la syncope simple pour laquelle des soins immédiats n'ont pu être donnés (trachéotomie, respiration artificielle) et qui se termine par la mort; de l'asphyxie rapide due à la brusque irruption du sang dans la trachée.

Nous nous sommes demandé si la guerre actuelle avait pu modifier les données des guerres précédentes quant à la *fréquence* des lésions du larynx, de la trachée et de l'œsophage; et nous avons trouvé que nos ennemis, dès la fin de 1915, remarquaient que les blessures par armes à feu du larynx étaient beaucoup plus fréquentes qu'en 1870-71 : où dans toute l'armée allemande on n'a observé que 43 cas alors que pour le même nombre de blessés de toutes sortes on trouve au bout d'un an de cette guerre plus de 70 traumatismes du larynx. C'est donc une *proportion du simple au double* et cette plus grande fréquence peut s'expliquer par la situation du soldat dans la tranchée où, comme le remarque Gerber, la tête et le cou ne sont pas protégés lorsque le tireur est aux créneaux.

En France, nous n'avons pas à vraiment parler de statistiques complètes. Les observations sont faites dans les Centres Régionaux et le pourcentage ne peut être établi que par rapport aux blessés de la spécialité. C'est ainsi que Ramonet (de Lyon) rapporte dans sa thèse la statistique de la XIVe Région, de novembre 1914 au 31 juillet 1916, laquelle comprend, sur un total de 3.607 hospitalisés (dont 1.242 blessés) et 8.625 consultants externes (dont 1.588 blessés). Sur ce total il fut observé 78 cas de lésions de guerre laryngées et para-laryngées avec troubles laryngés, en y comprenant les traumatismes un peu plus à distance des nerfs du larynx : soit au niveaux des récurrents, soit au niveau du vago-spinal à la base du crâne; ce qui fait une proportion de 2,75 p. 100 de lésions traumatiques laryngo-trachéales que l'auteur ramène à 2 p. 100, pourcentage qui lui semble plus exact. Le professeur Moure, en août 1916, sans établir de pourcentage, dit avoir soigné 30 blessures de guerre de ces conduits sur plusieurs milliers de la tête et du cou soignés dans la XVIII^e Région.

Au Centre de la X^e Région, 15.400 malades nouveaux ont été examinés de mars 1915 à décembre 1917; sur 2.041 blessés de guerre hospitalisés ou vus en consultation, nous avons pu trouver 69 cas de blessures graves du larynx, de la trachée et de l'œsophage et nous avons écarté de la statistique toutes les lésions légères du larynx telles que : sétons cicatrisés sans avoir laissé d'autres traces qu'un peu de laryngite ou une simple érosion des cordes vocales, aphonie simple traumatique, lésions nerveuses légères avec parésie des cordes, lésions par gaz asphyxiants ; ne nous occupant que des traumatismes ayant entraîné des altérations véritablement matérielles des voies aériennes et digestives supérieures. De telle sorte que, si nous établissons un rapport entre nos plaies de guerre laryngo-œsophagiennes et la totalité des blessés qui sont passés entre les mains du docteur Guisez, nous arrivons à une proportion de 3 p. 100 (tandis que les blessures des oreilles figurent pour 90 pour 100; au total : 1.869), chiffre légèrement supérieur parce que pris dans un service plus spécialement outillé pour l'œsophagoscopie et sur lequel quelques malades d'autres Régions ont pu être évacués. D'autre part, il nous paraissait intéressant de connaître le chiffre total des blessés soignés dans notre Région depuis l'ouverture des hostilités, nous aurions pu de cette façon réaliser un pourcentage analogue à celui que donne Witte pour la guerre de Sécession (voir historique); nous n'avons malheureusement pas pu mettre ce projet à exécution (renseignements impossibles à obtenir). Ce sera donc là une étude statistique à faire après la guerre et les dossiers du Ministère de la Guerre pourront servir à cet effet.

Parmi nos 69 blessés dont nous donnons plus loin 58 observations (les plus nettes), 42 ont eu des lésions du larynx, 3 avaient la partie supérieure de la trachée intéressée en même temps que le larynx, 13 fois il y eut lésion nerveuse récurrentielle, dans 7 cas il y eut blessure isolée de la trachée et dans 7 autres : uniquement lésion œsophagienne.

**Agents vulnérants.** — Pour la majorité de ces blessures nous nous sommes efforcé de rechercher : les circonstances d'origine, de lieu et de mode du traumatisme; la nature de l'agent vulnérant; les conséquences immédiates de l'accident. Dans un seul cas le dossier faisait mention d'un doute sur la spontanéité du traumatisme : il s'agissait d'un soldat évacué de son régiment sur une Ambulance avec une fiche portant la mention : « plaies du cou et du pouce gauche, d'origine suspecte (enquête en cours) ». Un examen fait dans cette formation établissait l'étendue des lésions (observation n° 27) et réfutait immédiatement les suspicions du médecin régimentaire : « la balle partie du fusil d'un voisin a atteint l'homme au niveau de la région deltoïdienne droite, puis au larynx et est venue frapper le bord interne du pouce gauche placé au-devant du cou dans un mouvement instinctif de défense. » La bonne foi évidente de ce blessé fut donc rapidement reconnue. D'ailleurs il est aisé de comprendre l'*impraticabilité de la simulation* : dans l'affaire que nous citons l'individu n'était pas inintelligent ; il se rendait compte du danger très grand des blessures du cou, lesquelles offrent plus de chance de tuer que de rendre invalide.

Chaque fois nous avons donc à constater : ou bien des délabrements dûs à l'atteinte d'un projectile ennemi, ou bien des lésions purement accidentelles (observations 27 et 44) et il s'agit le plus souvent d'une balle partie du fusil d'un voisin ; ce sont alors des cas tout à fait analogues à ceux que nous étions exposés à rencontrer dans la pratique du temps de paix lorsqu'un individu essayait ou démontrait le mécanisme d'un révolver (observation de E. Fischer), ou bien lorsqu'il avait tentative de meurtre ou de suicide.

Dans les guerres précédentes, le cou était atteint dans la majorité des cas par des balles de fusil, le calibre ne semblait pas modifier les caractères de gravité et l'on citait comme très rares les plaies par éclats d'obus ou de grenades. *Au cours du conflit actuel*, depuis que l'artillerie joue un rôle si important, la nature de l'agent vulnérant semble avoir été indifférente car dans nos observations : *33 fois* c'était une *balle* qui lésait le larynx ou l'œsophage, *35 fois* nous avions des plaies consécutives à *éclatements d'obus*, de grenades, ou de torpilles. Une seule fois nous avions une section du larynx par lame du rasoir (observation VIII) et jusqu'à ce jour nous n'avons eu connaissance que de *3 cas de blessures par armes blanches* : 1° le malade de F. Lemaitre qui présentait une érosion de la bande ventriculaire gauche consécutive à un coup de baïonnette, 2° un blessé de J. Brockaert (voir historique), 3° le cas de Lubinski (voir historique).

Les *blessures par éclats* paraissent, incontestablement, avoir donné les délabrements *les plus graves*. Sur 12 laryngostomies faites pour plaies de guerre du larynx, 7 fois les lésions étaient dues à des projectiles d'artillerie. Quoique cela nous devons nous rappeler que la *balle tirée à bout portant* ajoute à sa force de pénétration des propriétés explosives (par brusque élévation de tension du milieu qu'elle atteint), quelle peut de cette façon créer des lésions pour ainsi dire irrémédiables et nous pouvons citer à l'appui de cette opinion nos observations numéros 11, 44, 27. Dans le premier cas c'est un balle de revolver qui, tirée à bout portant au cours d'un combat corps à corps, a emporté toute la partie supérieure du larynx, y compris les cartilages aryténoïdes et a déterminé une hernie de l'œsophage. Dans le deuxième cas c'est encore une balle (accident) qui atteint la partie supérieure de la trachée, faisant éclater la muqueuse sous-glottique et permettant ainsi, au cours de la cicatrisation, l'établissement d'un véritable diaphragme cicatriciel ayant amené plus tardivement des phénomènes graves de sténose trachéale. Chez le dernier blessé, c'est encore une balle qui a fait éclater toute une portion du cartilage cricoïde. Mais, ce sont des lésions exceptionnelles et nous devons admettre qu'en général les balles perforent le larynx sans causer de bien gros délabrements : l'orifice d'entrée est minuscule, l'orifice de sortie ordinairement plus marqué ; au point de vue laryngé : parfois de l'aphonie mais qui ne dure pas, une légère gêne respiratoire au cours des premiers jours suivant le traumatisme, gêne souvent à peine marquée puisque certains de nos malades ont pu, après un pansement sommaire, se rendre à pied au poste de secours le plus proche ; quelques-uns ont pu même pousser jusqu'à l'Ambulance de Secteur.

Les *éclats d'obus*, lorsqu'ils sont volumineux et surtout irréguliers (obus d'acier) provoquent des *plaies anfractueuses* à bords contus et déchiquetés ; les pertes de substance sont parfois très importantes, les hémorragies souvent abondantes, les symptômes immédiats toujours dramatiques (asphyxie). Cependant dans les *éclatements très proches*, lorsqu'on a de petits éclats lancéolés animés de toute la vitesse que leur imprime l'explosion de l'obus, on a pu remarquer que *ces projectiles se comportaient comme des balles*. Les plaies qu'ils déterminent sont nettes, quelquefois analogues aux blessures par instrument tranchant; G. Fischer cite le cas d'un cricoïde sectionné par un éclat d'obus aussi nettement qu'avec un couteau. D'autres fois c'est une poussière d'éclats qui atteint l'homme et lui crible la face et le thorax ; en général peu pénétrants parce que masses trop minimes, ces corps étrangers se logent sous la peau, plus rarement sous la muqueuse laryngée (observation VI).

*Les plaies non pénétrantes* sont encore assez fréquentes ; elles se présentent à tous les degrés : tantôt péri-laryngées ou péri-œsophagiennes et alors elles ne nous intéressent qu'autant qu'elles influent sur les organes que nous étudions (sections nerveuses, œdème par infection, spasmes par irritation de voisinage). D'autres fois il ne s'agit que d'une simple fissure, ou bien d'une fracture des cartilages thyroïde ou cricoïde. Toutes ces lésions peuvent être assez étendues et cela sans qu'il y ait nécessairement ni une plaie externe très large, ni la plus petite ouverture de la cavité laryngée. Elles ressemblent aux fractures et fissures par contusions (chute de bicyclette) mais sont aggravées par le fait qu'elles sont déterminées par des projectiles qui véhiculent l'infection. C'est ainsi que nous avons vu opérer deux malades (observations numéros 16, 29), qui présentaient une suppuration profuse due à des fragments de cartilage nécrosé ; les séquestres furent enlevés à la curette et il n'y eut aucune communication avec la cavité laryngée.

**Direction. Trajet.** — Nous avons remarqué, comme les autres auteurs, que les projectiles atteignaient le larynx et l'œsophage le plus souvent dans le sens transversal : de gauche à droite ordinairement. Dans les blessures antéro-postérieures on a bien rarement affaire à une balle ; ce sont le plus souvent des éclats d'obus qui lèsent à des degrés divers la charpente laryngée ; cependant nous avons des exemples de *plaies transfixantes* (obs. 15, 20). Dans ces divers cas, des balles fantaisistes se sont jouées des obstacles et ont écarté sans les léser des organes importants tel que le paquet carotidien ; aussi ne devons-nous pas nous étonner d'avoir bien rarement à constater ces blessures qui le plus souvent sont mortelles.

D'autres fois, le *trajet* est presque *vertical*. C'est l'histoire de ce blessé (obs. 10) qui étant dans la position du tireur couché a reçu un volumineux éclat ayant pénétré dans la bouche par la joue droite pour venir se loger ensuite au niveau de l'anneau cricoïdien. C'est aussi le cas du premier sujet de Chiari (voir historique). Un autre de nos malades (obs. 23...) eut un éclat qui resta inclus dans un ventricule laryngé après avoir pénétré dans la région sous-orbitaire droite.

Comme nous venons de le voir, ces divers projectiles atteignent le larynx le plus fréquemment. Cependant la trachée peut être lésée à son extrémité tout à fait supérieure et alors ses lésions sont ou isolées ou associées à celles du cricoïde (nous avons réuni 8 observations de plaies de la trachée dans sa portion cervicale (observations 15, 41 à 47).

*Quant à l'œsophage* il est le plus souvent lésé en même temps que le larynx et principalement au niveau de la bouche œsophagienne (pharynx inférieur). Nous avons pu cependant le trouver seul atteint dans l'observation 48; la portion thoracique du canal alimentaire fut traversée par une balle et devint le siège d'une sténose cicatricielle suffisamment serrée pour nécessiter une gastrostomie.

*Les plaies par armes blanches* sont très rarement observées. Nous en avons rapporté trois cas nets dans notre étude statistique et parmi les blessés du Centre nous pouvons citer l'obs. 8 où il s'agissait d'une plaie par lame de rasoir ayant sectionné la moitié droite du cartilage thyroïde et laissé à sa suite une fistule purulente avec suppuration abondante et fétide, entretenue par la nécrose étendue de la lame cartilagineuse. Dans le combat au sabre il n'y a guère que la moitié inférieure du conduit laryngo-trachéal qui puisse être intéressée : la partie supérieure du cou est en effet protégée par le menton; de plus, dans un mouvement instinctif de défense le menton s'abaisse sur la poignée sternale et couvre entièrement la face antérieure du cou. Même si le cou est surpris dans l'extension (attitude d'attaque), la lame tranchante peut encore glisser sur la pomme d'Adam (qui parfois est ossifiée) et ce sont alors le cricoïde et la partie supérieure de la trachée qui sont atteints. L'apparence de la section est fonction de l'arme qui la produit; le plus souvent elle est très nette. La trachée ou le larynx peuvent être coupés en entier; alors, les deux segments s'écartent : le bout inférieur se rétracte dans le thorax. L'œsophage lui-même a pu être parfois entamé.

Pour en finir avec l'étude étiologique des plaies de guerre laryngo-œsophagiennes nous voulons dire un mot d'une lésion purement commotionnelle observée chez un blessé examiné par le docteur Guisez (obs. 40...) où l'éclatement d'un obus de gros calibre à créé un volumineux *trachéocèle* constitué aux dépens des deux ou trois premiers anneaux de la trachée lesquels se sont rompus plutôt que d'autres parce que problablement prédisposés par faiblesse congénitale. Cette lésion qui n'a jamais été rapportée est due vraisemblablement à la brusque pression d'une colonne d'air projetée par la déflagration au moment où le sujet avait la bouche ouverte.

## CHAPITRE III

## SYMPTOMES

Dans les blessures de guerre du larynx, de la trachée et de l'œsophage, les symptômes offrent toujours un certain caractère de gravité. Immédiatement après le traumatisme, si le sujet n'est pas en état syncopal ou bien comme dans la plupart des cas lorsqu'il revient rapidement à lui, il ressent une douleur assez vive au devant du cou, devient aphone, tousse, suffoque, crache du sang et sent l'air passer par sa plaie.

*La douleur* : quelquefois spontanée, s'accuse surtout dans les efforts de la toux; lorsque le blessé essaie de parler ou de crier, dans les mouvements de la déglutition. Elle se retrouve à la pression, quand, au cours du palper explorateur on mobilise légèrement les parties dilacérées. C'est un symptôme inconstant; qu'on doit rechercher avec prudence et sur lequel il n'est pas permis de fonder une grande valeur diagnostique.

*L'Aphonie* : est signalée dans la presque totalité de nos observations. Elle succède d'une façon pour ainsi dire automatique aux atteintes du canal aérien supérieur et ne correspond nullement à une lésion expresse des cordes vocales ou des nerfs récurrents. Il n'est même pas nécessaire qu'il y ait pénétration du larynx; une simple contusion des cartilages ou des muscles extrinsèques du larynx, voire même une déflagration à distance sont capables de provoquer de l'aphonie. Elle relève parfois du *syndrome hystérique*. C'est donc là encore un signe de peu de valeur, il se présente d'ailleurs sous des modes variés quant à l'intensité et à la durée, et ses diverses manifestations ne peuvent en rien permettre de porter le diagnostic de plaie grave du larynx ou de la trachée.

***La Dyspnée*** : n'apparaît pas toujours, avec toute son intensité, à l'origine d'un traumatisme laryngien. Quelques blessés ont pu se rendre à pied au poste de secours; ils n'en ont pas moins accusé une gêne croissante de la respiration, gêne tellement marquée qu'on dut en certains cas faire une trachéotomie d'urgence sous peine de voir le malade asphyxier sous les yeux du chirurgien (ex: obs. 7). C'est là le meilleur signe capable de renseigner sur la gravité de la blessure. Ses variations d'intensité, le moment de son apparition correspondent le plus souvent à la plus ou moins grande étendue des lésions.

Dans les *plaies larges*, où la dyspnée est due à ce que les bords flottants de la blessure, n'étant plus soutenus par les cartilages, viennent tomber dans la lumière de la trachée et obstruent ce canal, des fragments de la charpente laryngée peuvent également participer à l'occlusion et si nous ajoutons à cela le flot hémorragique souvent très important dans ce genre de blessure, nous comprendrons l'allure dramatique sous laquelle les effractions traumatiques du larynx et de la trachée se présentent. Notons aussi que ce symptôme *s'exagère à l'effort* et dans la position couchée; qu'il peut aller de cette manière jusqu'à la suffocation. Plusieurs de nos malades ne purent être transportés qu'en position assise (ex : obs. 5).

***La toux hémoptoïque*** : est aussi un très bon signe de plaie du larynx, surtout si elle est associée à la dyspnée. C'est une toux quinteuse, éteinte, qui permet au malade de rejeter le sang qui descend dans la trachée (sang mélangé de mucosités aérées) et parfois d'expulser des corps étrangers : fragments de cartilages ou projectiles comme dans le cas de M... (obs. 20) qui rejeta par la bouche un petit éclat d'obus de la grosseur d'un pois. Ces hémoptysies sont le plus souvent légères, fugaces; elles correspondent alors à des lésions peu graves : sétons transversaux, projectiles à bout de course, comme dans le cas de l'observation citée plus haut. C'est parfois le pharynx inférieur qui saigne et alors l'expectoration sanglante n'est pas accompagnée de toux; on a simplement une stomatorragie plus ou moins abondante.

Dans les grands délabrements la dyspnée intervient pour augmenter et accélérer l'émission sanguine, et cela est dû à la turgescence de la masse cervicale qui se trouve augmentée par un début d'asphyxie. C'est d'ailleurs le phénomène qui intervient dans la pratique courante lorsqu'au cours d'une trachéotomie pratiquée d'urgence, la plaie opératoire se trouve inondée par l'hémorragie de nombreuses veinules entretenue par l'asphyxie. Dans ces cas si la plaie est largement béante le sang et les mucosités s'écoulent au-devant du cou; la toux existe toujours puisqu'elle traduit un réflexe de défense de la trachée.

***L'échappement de l'air par la plaie*** est le *signe pathognomonique* de plaie pénétrante laryngée ou trachéale. L'hémoptysie indique une lésion tout au plus endolaryngée ou endo-trachéale; elle ne prouve nullement qu'il y ait effraction. Si au contraire les faits permettent de constater le passage d'air au travers de la plaie externe, on peut à coup sûr porter le diagnostic d'ouverture du canal aérien. Il se produit à chaque inspiration une sorte de sifflement dû à l'aspiration de l'air faisant vibrer les bords de la plaie; ce bruit rappelle tout à fait celui qui suit l'ouverture de la trachée dans la trachéotomie. Lorsque la lésion est suffisamment importante l'air expiratoire passe par la stomie ainsi créée et la toux peut y aider. Dans les sétons, l'orifice de sortie étant le plus large c'est à ce niveau que se produiront ces divers phénomènes, l'air passant toujours par l'endroit le moins rétréci du canal créé par le projectile. C'est un signe assez rare; nous ne l'avons rencontré que 16 fois sur 47.

***L'emphysème sous-cutané*** : est une modalité de ce dernier symptôme; tout comme lui il apparaît dans le cas de plaie pénétrante de l'arbre aérien, mais sous certaines conditions qui le rendent encore moins fréquent.

Pour qu'il se produise, il faut qu'il y ait pénétration profonde du canal aérien; l'orifice cutané, qui doit être petit, n'étant pas à la même hauteur que l'orifice laryngé ; ce qui amène de cette façon un *défaut de parallélisme* entre la plaie extérieure et la lésion endo-laryngée. A chaque expiration et principalement dans les efforts de la toux, l'air pénètre dans le tissu cellulaire sous-cutané et vient insuffler la peau de la région antérieure du cou, créant une masse qui crépite sous le doigt.

L'emphysème peut rester localisé au cou; mais très fréquemment il s'étend à la face, au thorax, aux membres supérieurs et même au médiastin. Il augmente graduellement, s'étend en surface, en profondeur et devient un facteur très sérieux de gêne respiratoire. Cette complication survient soit tout au début du traumatisme comme dans le cas de notre blessé C... (obs. 27) qui malgré l'évacuation assez rapide possédait déjà un emphysème assez important (cervical, facial et thoracique) au moment de son entrée à l'Ambulance; ou bien, après une exploration, alors même que la blessure est en voie de consolidation comme cela se produisit dans l'obs. 3 où le soldat Z... fut examiné par laryngoscopie indirecte, 3 mois après sa blessure (laquelle paraissait entièrement cicatrisée); il n'y eut pas le moindre traumatisme, ce qui n'empêcha pas ce malade de faire, 2 jours après, un emphysème subit de la face : il existait une fistule intra-laryngée.

Quoi qu'il en soit, l'emphysème sous-cutané ne se présente que très rarement (3 fois sur 58 obs.) et cela tient à ce que toute plaie laryngée par traumatisme de guerre est d'ordinaire suffisamment large pour faciliter la sortie de l'air expiratoire.

D'autres symptômes peuvent intervenir d'une façon précoce ou tardivement et déformer l'allure clinique des lésions; dans cet ordre d'idée nous citerons :

***Les hémorragies*** peu abondantes, ce sont alors des hémoptysies, hématémèses ou stomatorragies qui, en ne se prolongeant pas, n'affectent aucun caractère de gravité et où il s'agit généralement de petits vaisseaux faciles à comprimer par un simple tamponnement. Les hémorragies graves dues à des lésions de gros vaisseaux : *jugulaire interne* (obs. 36) dans laquelle il faut craindre la brusque pénétration de l'air avec l'embolie qui en résulte; *artères thyroïdiennes* (cas Hallopeau V, historique). Il arrive souvent que ces derniers vaisseaux arrachés étirés par le traumatisme voient de ce fait leurs parois rétractiles remonter sous leurs gaines aponévrotiques; il s'ensuit un arrêt momentané de l'hémorragie qui semble céder sous la compression modérée et qu'on voit inopinément reparaître 2 ou 3 heures après; alors qu'on se trouve dans de moins bonnes conditions pour intervenir à temps.

Nous n'avons pas rencontré d'hémorragies des carotides. C'est en effet une lésion qui emporte le malade et le soustrait à notre interrogatoire. Une seule fois le docteur Guisez dut intervenir pour ligaturer la *carotide primitive* (obs. 3) et il s'agissait d'une ulcération de la paroi de ce vaisseau qui s'était usée sur un projectile voisin ; cela se passait 4 mois après le traumatisme initial.

Dans la plupart des cas le sang est expulsé par l'ouverture cutanée ou bien tombe dans la trachée pour être expulsé par la toux. Nous n'avons pas rencontré un seul cas de mort par asphyxie brusque due à l'irruption du sang dans les voies aériennes. D'autres fois il se produit des *hématomes* : au niveau des espaces cellulaires du cou, occasionnant une compression du récurrent avec paralysie consécutive (voir historique, cas de F. Glas), ou bien au niveau de l'épiglotte, d'une corde vocale qui perd de ce fait sa mobilité (voir historique, cas Chiari) et crée une cause de dysphonie et de dyspnée.

***La dysphagie*** est un symptôme fréquent. *Constante dans les grands délabrements*, elle débute parfois en même temps que le traumatisme, plus souvent dans les premiers jours qui suivent. Très accentuée pour les aliments solides, il est bien rare qu'elle se manifeste pour les liquides. Nous la signalons comme existant dans plus de la moitié de nos observations, elle accompagne toutes les blessures de l'œsophage et se trouve dans le cas de plaie laryngée : lorsque la paroi postérieure a été lésée au niveau du chaton cricoïdien. Elle existe aussi chaque fois qu'il y a lésion inflammatoire des aryténoïdes (obs. 11 et 20), inclusion de corps étranger sous la muqueuse trachéale (obs. 21 et 22), abcès des bandes ventriculaires. D'autres fois elle apparaît en dehors de toute lésion laryngée ou œsophagienne, il faut alors penser au spasme réflexe localisé le plus souvent au niveau de la bouche œsophagienne, parfois au niveau du cardia (obs. 53) et dû à la présence d'un projectile dans le voisinage : du pharynx inférieur, de l'œsophage ou du pneumogastrique (obs. 54, 55 et 56), ou bien à l'excitation brusque et à distance du nerf vague (contusion de l'abdomen dans un cas de Texier).

***L'incontinence du pharynx inférieur*** pour les liquides est un phénomène que nous avons parfois remarqué. Certaines plaies laryngées sont inondées par la salive déglutie (obs. 11); cela tient au défaut de coaptation des bandes ventriculaires qui peuvent être lésées ou détruites, beaucoup plus qu'à l'absence de l'épiglotte. C'est ainsi que les choses se passent pour B... (obs. 11). Ce blessé n'a plus d'aryténoïdes; le projectile les lui a supprimé, en même temps qu'une partie du chaton cricoïdien. La bouche œsophagienne ne se trouvant plus soutenue par le segment supérieur de la paroi postérieure du larynx fait hernie dans la plaie et y déverse une grande partie du bol alimentaire. On comprend très bien que cette complication vienne augmenter la morbidité de certaines plaies du larynx; la bouche, milieu septique par excellence, déversant sans cesse son flot salivaire dans la trachée, il s'ensuit le plus souvent des pneumonies de déglutition parfois mortelles.

Une autre forme de l'incontinence des liquides se retrouve dans les cas de paralysie récurrentielle. Nous avons souvent noté des faux-pas de la déglutition et cela est dû à un certain degré d'anesthésie du larynx expliqué par la lésion récurrentielle (lorsque les symptômes sont légers) et par une lésion haute de pneumogastrique lorsque l'anesthésie laryngée est très accentuée (le laryngé supérieur étant alors intéressé).

## CHAPITRE IV

# DIAGNOSTIC-LÉSIONS

Les divers symptômes que nous venons de passer en revue ne sont pas toujours associés ; quelques-uns peuvent manquer, d'autres demeurer imprécis ; c'est alors qu'intervient l'examen direct des lésions. Cet examen, le laryngologiste peut le faire dans des occasions différentes.

1° Immédiatement après le traumatisme.

2° A une phase ultérieure de l'évolution de la plaie.

### A : Diagnostic immédiat.

Dans les cas de *plaies larges* : il est toujours facile parce que basé sur des signes évidents. L'ouverture cutanée est généralement élargie par la rétraction du muscle peaucier qui est sectionné. L'emphysème sous-cutané, rare, n'apparaît que si les lèvres de la blessure sont irrégulières ou déchiquetées ou bien si la trachée complètement séparée de son insertion laryngée s'est rétractée dans le thorax; il y a alors une dyspnée très intense.

A l'origine de ces grands traumatismes le blessé fait

généralement une syncope due à la douleur ou à la brusque anémie causée par l'hémorragie. Lorsqu'il se réveille, il n'a pas généralement de sérieuses difficultés respiratoires ; mais la voix est toujours supprimée et cela tient à ce que le courant aérien, à l'imitation de ce qui existe dans la trachéotomie, passe par l'ouverture cervicale. D'ailleurs dans tous les cas l'œdème et l'infiltration sanguine interviennent ultérieurement pour obstruer la glotte ou tout au moins immobiliser les cordes vocales. La dysphagie est toujours très marquée, même en dehors de toute lésion œsophagienne.

Lorsque la *plaie externe est petite* : soit qu'on ait une plaie borgne avec projectile inclus dans la masse cervicale, soit qu'on ait un séton, le diagnostic de plaie pénétrante des voies aériennes ou digestives supérieures est assez délicat. En effet, on ne trouve pas toujours les quelques signes qui pourraient y faire penser. L'emphysème sous-cutané, s'il existe, ne doit pas être confondu avec un début de gangrène gazeuse ; ces deux lésions donnent en effet la même impression au palper, et nous avons trouvé dans la littérature allemande l'exemple d'un cas semblable (1). Il s'agissait cependant d'une blessure laryngo-trachéale ; la gangrène gazeuse survint au titre de complication immédiate.

La sortie d'air ou de sang spumeux par la plaie externe entraîne évidemment le diagnostic, pourtant ce sont des faits qui manquent souvent puisqu'on ne peut parfois qu'émettre des hypothèses sur l'intégrité du

(1) Ein Rückblick auf 20 Monate feldärtzlicher Tatigkeit (408-409) in kriegschirurgische Hefte der Beiträge zur clinischen Chirurgie, 27 te Heft.

larynx ou de l'œsophage. L'examen endoscopique si précieux comme nous l'expliquerons tout à l'heure lorsqu'il s'agira d'étudier les lésions refroidies ne donne ici que des renseignements incomplets. L'œdème de la glotte, l'infiltration sanguine de l'hypo-pharynx masquent très vite l'étendue des lésions. La laryngoscopie directe et la trachéoscopie ne seraient possibles et utiles qu'au cours des premières minutes suivant le traumatisme; encore y aurait-il à craindre le déclenchement d'un spasme glottique et l'indication expresse d'une trachéotomie d'urgence. Ce sont là des incidents qu'on peut éviter ou tout au moins qu'on ne doit pas provoquer. Un examen au miroir, peu prolongé, suffira dans tous les cas. Dans le doute il faudra *instituer l'expectative armée* et se rappeler *qu'à une plaie d'apparence minime peuvent correspondre des lésions profondes très étendues*. L'exploration de la plaie avec le stylet n'est pas à conseiller.

B : **Lésions en évolution. — Leur diagnostic.**

L'évolution des plaies de guerre laryngo-trachéales et œsophagiennes peut se faire dans des sens bien distincts :

1° Vers la guérison spontanée.

2° Vers une consolidation défectueuse, une extension des lésions ou l'établissement de séquelles définitives.

La *guérison spontanée* est la règle dans bien des cas. Les exemples sont nombreux et dans cet ordre d'idée nous classerons tous les sétons n'ayant occasionné que de minimes cicatrices pariétales, tous les projectiles n'ayant laissé de leur passage qu'un peu de laryngite, du moment que la respiration est restée indemne et que la voix n'est pas trop touchée. Toutes lésions dont nous n'aborderons pas l'étude, parce que sortant du cadre que nous nous sommes imposé.

*Les 58 observations* que nous publions relatent toutes l'histoire de blessés gravement atteints dont l'évacuation sur le Centre de laryngologie de la X<sup>e</sup> Région eut lieu pour des motifs d'ordres différents. Savoir :

1° La persistance de troubles généraux tels que : aphonie, dyspnée, dysphagie.

2° L'existence d'une plaie externe non cicatrisée.

3° La présence d'une canule impossible à supprimer.

Chez tous ces malades, la constatation des troubles fonctionnels nous a donné de précieuses indications :

*L'aphonie*, même si elle est très exactement contemporaine de la blessure n'a pas grande signification et nous avons vu que ce symptôme peut exister en dehors de toute lésion matérielle du larynx (hystéro-traumatisme).

*La dyspnée* se présente sous deux modes :

1° Elle est permanente et alors il s'agit d'une lésion grave des voies aériennes supérieures. Le degré de la dyspnée est fonction du degré d'oblitération du canal aérien. Cette oblitération peut être due soit à des lésions inflammatoires secondaires, soit à des lésions cicatricielles sténosantes.

2° Elle n'apparaît qu'à *l'effort*; c'est alors l'indice d'un obstacle pariétal (synéchies, valvules, anneaux). Laissant un trajet suffisant pour le courant aérien nécessaire à l'état de repos mais trop restreint pour les échanges respiratoires nécessités par l'effort.

Qu'elle se présente sous l'un ou l'autre aspect, la dyspnée n'apparaît jamais d'emblée dans toute son intensité. Elle s'installe progressivement au fur et à mesure que la sténose s'accentue; permettant en quelque sorte de suivre les progrès de la lésion. D'autres fois, chez un malade jusque-là indemne ou antérieurement trachéotomisé et décanulé, ce sera à *l'occasion d'un refroidissement*, d'une laryngite banale, que la dyspnée apparaîtra : c'est ainsi que nous avons eu l'occasion d'examiner plusieurs sujets convalescents du front ou de l'intérieur pour lesquels l'hospitalisation au Centre s'imposa d'urgence (obs. 43 et 44).

*La dysphagie* se remarque assez souvent. Elle est plus ou moins accentuée : pour les uns elle permet l'alimentation semi-liquide, pour les autres l'absorption des liquides est seule possible et cela comme nous l'avons déjà vu sans qu'il y ait nécessairement blessure de l'œsophage. Cependant c'est bien le signe le plus caractéristique d'une lésion du tube alimentaire et c'est aussi à cette occasion qu'il est le plus accentué (obs. 21, 47 et 58), puisqu'il va parfois jusqu'à nécessiter une gastrostomie (obs. 10 et 48).

De toute la symptomatologie immédiate des plaies de guerre du larynx, de la trachée, de l'œsophage il ne persiste donc à peu près que cette *triade* : *aphonie*, *dyspnée* et *dysphagie*. Bien qu'il y ait parfois d'autres signes accessoires : expectoration purulente, hémoptysie transitoire, souillure alimentaire de la plaie cervicale;

ce sera donc surtout sur la constatation directe des lésions que sera basé le diagnostic et que pourront être fondées des indications thérapeutiques précises. Pour cette recherche deux voies s'offrent à nos investigations :

1° La voie externe.

2° La voie interne ou endoscopique.

## I. Examen externe.

1° ***Plaies cervicales cicatrisées*** : Les projectiles modernes, surtout la balle de fusil, font parfois si peu de dégâts que les orifices d'entrée et de sortie, à peine marqués, ne se reconnaissent qu'à une coloration plus claire de la peau. Après les réactions inflammatoires la cicatrice conserve des adhérences avec les plans profonds ; déprimée, elle s'exagère en profondeur au cours de la contraction du peaucier et des muscles sterno-cléido-mastoïdiens. Si le périchomdre a participé à l'inflammation, la peau, à ce niveau, est adhérente à la charpente laryngée et suit le larynx dans son ascension au cours des mouvements de la déglutition.

D'autres fois, les cicatrices se présentent sous la forme de véritables *chéloïdes*, tendues parallèlement au bord antérieur du sterno-mastoïdien. Ces tumeurs ligneuses gênent considérablement les mouvements d'extension de la tête sur le tronc ; elles sont animées de battements synchrones aux pulsations et sont douloureuses à la pression. Elles provoquent au palper le réflexe de la *toux* et parfois le *hoquet* (obs. 37 et 39).

Ces manifestations nerveuses sont dues à des adhérences cicatricielles ou post-inflammatoires soit au niveau du pneumogastrique, soit au niveau du phrénique. Le pneumogastrique réagit par l'intermédiaire des deux nerfs laryngés : supérieur et inférieur (récurrent) ; le phrénique irrité commande la contraction spasmodique du diaphragme et c'est ce qui constitue le hoquet. Nous avons eu récemment l'occasion d'examiner trois malades adressés par le docteur M. Chiray, Médecin-chef du Centre de Neurologie ; chez l'un d'eux un hoquet persistant et tenace attribué par le docteur Guisez à une compression du phrénique sans lésion cicatricielle du larynx, fut sérieusement amélioré par une intervention sanglante du docteur Dujarrier qui excisa et libéra le nerf. Dans les deux autres cas il s'agissait de paralysies récurrentielles (obs. 36 et 39) ; l'un d'eux n'accusant que de la douleur à la pression sans toux ni hoquet eut sa chéloïde traitée par *l'ionisation* avec amélioration notable, quant à l'autre nous savons que le docteur Dujarrier devait tenter une libération du paquet vasculo-nerveux mais nous n'en connaissons pas encore le résultat.

Trois de nos observations (obs. 15, 36, 39) nous ont permis de noter l'existence : d'une paralysie radiculaire du plexus brachial à type postérieur de Duchenne-Erb ; d'une parésie très légère (en voie d'amélioration) de ce même plexus et d'une lésion de la cinquième racine cervicale droite. Pour deux de ces malades les renseignements neurologiques nous ont été fournis par le Centre de neurologie de la X<sup>e</sup> Région. Dans les trois cas il y avait bien entendu des lésions concomitantes laryngées ou trachéales.

On a pu semble-t-il observer des *hématomes cervicaux* ayant entraîné des désordres laryngés. Nous citerons le cas rapporté par Glas (voir historique) où il s'agissait d'une paralysie récurrentielle droite consécutive à un hématome de la région cervicale droite ; l'évacuation de la collection sanguine amena une guérison rapide. Toujours dans la littérature allemande nous trouvons signalé par Hörhammer (voir historique) une rupture sous-cutanée de la trachée : c'était une lésion perceptible uniquement à la palpation (crépitation légère) et qui s'accompagnait d'un léger emphysème sous-cutané.

Lorsque le *cartilage sustentateur manquait* nous avons eu l'occasion de remarquer des lésions assez sérieuses :

Dans un cas (obs. 19) il s'agissait d'un blessé trachéotomisé d'urgence au cours de l'extraction d'un corps étranger logé sous la peau après avoir traversé le larynx. Nous voyions le malade sept mois et demi après son traumatisme et un mois et demi après qu'il eut quitté sa canule. Il consultait pour récidive de dyspnée et présentait une perte de substance assez importante au niveau des trois premiers anneaux trachéaux, de sorte qu'à cet endroit le creux sus-sternal se trouvait encore accentué et qu'à chaque aspiration la cicatrice de la trachéotomie semblait plonger dans le médiastin : on avait donc une masse faisant *hernie* dans la lumière trachéale, ce qui expliquait en partie la gêne respiratoire.

Dans un autre cas les parois trachéales possédant probablement une faiblesse congénitale avaient cédé sous la violente hyperpression d'un éclatement voisin; il s'ensuivit la création d'une tumeur gazeuse bilobée placée de chaque côté de la ligne médiane en avant et à la base du cou. Ce blessé dont l'observation nous fut communiquée par le docteur Guisez (obs. 40) présentait un volumineux *trachéocèle* lequel apparaissait au moindre effort (toux, éternuement, défécation), et créait une gêne respiratoire intense.

***Plaies non cicatrisées.*** — Elles se présentent rarement sous l'apparence de plaies larges. En général le début de cicatrisation rétrécit assez considérablement l'ouverture externe de la blessure. Cependant, l'un de nos malades (obs. 11) observé au Centre de la Xe Région deux mois après la date de son traumatisme présentait encore une entaille transversale, large de 6 centimètres et haute de 3, ayant intéressé toute la partie basse du larynx (bord inférieur du thyroïde, cricoïde, les deux premiers anneaux trachéaux), et s'étendant profondément en arrière après avoir lésé le chaton cricoïdien et le bout supérieur de l'œsophage. Plus souvent, il s'agit d'une *fistule*, laquelle correspond, soit à une plaie borgne avec projectile inclus ou non, soit à un séton dont l'un des orifices s'est fermé. Ce trajet purulent est entretenu par la présence d'un corps étranger ou plutôt par l'existence d'un séquestre du cartilage sous-jacent (obs. 4, 5, 7, 8).

Les micro-organismes pathogènes provenant de

l'extérieur ou même des voies respiratoires viennent se greffer sur la plaie cutanée. Il s'ensuit alors des inflammations phlegmoneuses plus ou moins étendues (obs. 5); *la périchondrite* s'établit, créant un gonflement douloureux de toute la région. Puis ce sont des suppurations des parties molles avec extension possible aux espaces conjonctifs du cou (obs. 39) et au médiastin.

Même en l'absence de réaction à grand fracas il a pu s'établir des *abcès intra-laryngés*, des suppurations isolées du périchondre et les *cartilages se sont nécrosés* partiellement ou même en entier sans donner lieu à des phénomènes très nets. Voilà pourquoi, en présence d'une plaie externe même minime, il faut toujours penser à l'existence de grosses lésions sous-jacentes et aux dommages qui pourront en résulter pour le patient. Nous avons pu examiner un blessé qui se trouvait exactement dans ces conditions (obs. 6) : à son entrée au Centre il ne présentait qu'une petite plaie insignifiante au niveau de la pomme d'Adam; une thyrotomie médiane avait permis l'ablation d'un éclat d'obus inclus au niveau de la lame interne du cartilage thyroïde. Il fallut cependant intervenir à nouveau quatre mois après et cette fois pratiquer une trachéo-laryngostomie tellement les lésions s'étaient développées. Est-ce à dire qu'on se trouve désarmé devant ce genre de lésion? Non, puisqu'un stylet prudemment introduit dans le trajet d'une fistule pourra nous faire constater la présence d'un séquestre (toute suppuration fétide et tenace devant y faire penser), la seule précaution à prendre au cours de l'exploration c'est de ne pas rendre pénétrante une plaie qui ne l'est pas (obs. 16).

## II. — **Examen endoscopique.**

C'est l'examen le plus précieux, celui qui commande l'intervention d'un spécialiste. Il peut se faire de deux façons différentes :

1° Au moyen du miroir laryngien; ce qui constitue la laryngoscopie indirecte.

2° A l'aide de spatules ou tubes directement introduits dans les organes à examiner et cela constitue la laryngoscopie directe et la broncho-œsophagoscopie.

Ces deux méthodes ont toutes les deux leur utilité sans être cependant d'égale importance.

*Le miroir*, bien manié, pourra nous donner des renseignements assez précis sur toutes les lésions dont on trouve l'analogie en dehors de la pathologie de guerre. Un œil exercé reconnaîtra : une paralysie récurrentielle, une infiltration des cordes, un polype sus-laryngé, une synéchie, une palmure des cordes vocales, une ankylose crico-aryténoïdienne; toutes lésions surtout sus-glottiques déjà cataloguées dans les manuels et vulgarisées par la pratique hospitalière.

Mais, si le traumatisme a créé des lésions dont l'image laryngoscopique présente une étiquette difficile à interpréter, il faudra toujours avoir recours à la *laryngoscopie directe*, la *trachéoscopie* ou la *bronchoscopie* (nous avons pu dans quelques cas employer avec utilité la laryngoscopie rétrograde et de la trachéo-bronchoscopie inférieure). C'est qu'en effet le miroir ne permet de bien explorer que la région glottique et sus-glottique; tout ce qui est au-dessous des cordes vocales est mal vu. Un examen au miroir ne peut pas être prolongé même si le sujet a été cocaïné; ce n'est qu'au cours d'une inspiration profonde, de l'émission d'un son que la lésion est visible. Cette lésion ne pourra que difficilement être délimitée avec une instrumentation trop complexe. Il est donc préférable de s'adresser à la seconde méthode :

*L'instrumentation* employée par le Docteur Guisez et que nous mêmes avons maniée au Centre laryngologique de la X<sup>e</sup> Région est fort simple. Elle comprend : la spatule à laryngoscopie directe démontable de Guisez ou bien la spatule à hypo-pharyngoscopie directe (mod. de Luer), commode parce que possédant un bec aplati qui relève et maintient facilement l'épiglotte. Les tubes trachéoscopiques et œsophagoscopiques gradués de Guisez légers, très maniables et faciles à stériliser. L'éclairage frontal soit au moyen d'un miroir de Clar, soit au moyen d'un miroir de Clar modifié par Guisez lequel comporte une vision monoculaire et un foyer allongé.

L'*examen* est presque toujours fait en *position couchée*; tête pendante au bout de la table d'examen. On a soigneusement anesthésié le malade par badigeonnage du larynx (base de la langue surtout pour faire rapidement disparaître le reflexe nauséeux) du larynx (sous le contrôle du miroir) ou du bout supérieur de l'œsophage au moyen d'un tampon monté imbibé de la solution de cocaïne au 1/10 (chez certains malades la solution au

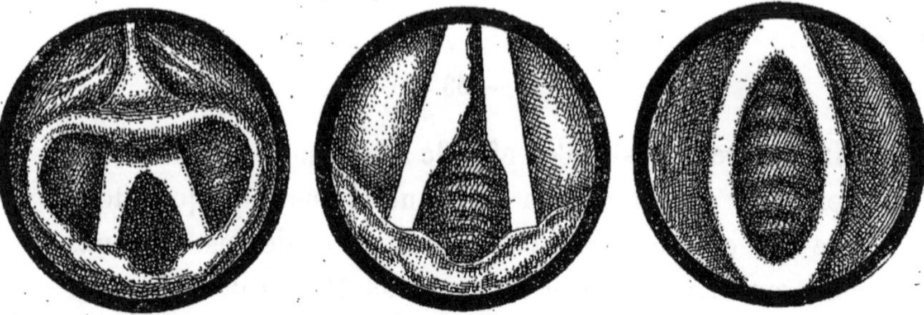

Fig. 1. Fig. 1'. Fig. 1".

Observation 9; les 3 aspects d'un même larynx suivant le mode d'examen :
1, laryngoscopie au miroir : il semble qu'il s'agisse d'une synéchie du tiers antérieur des cordes vocales;
1', laryngoscopie directe au moment d'une aspiration forcée
1", trachéoscopie montrant que le véritable obstacle est une valvule circulaire sous-glottique.

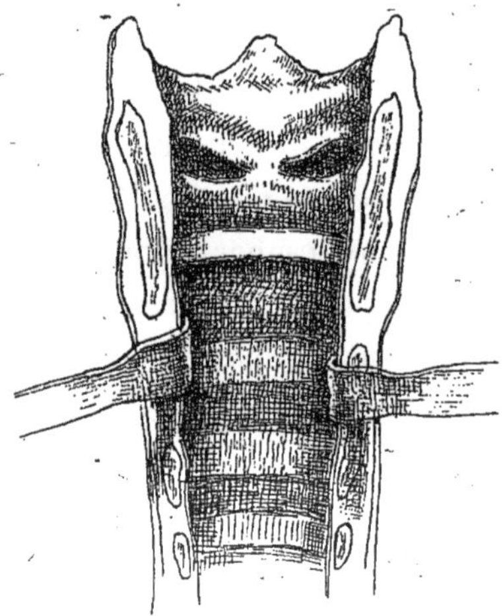

Fig. 2. — Aspect de la même valvule sous-glottique à l'ouverture du larynx lors de l'opération (laryngostomie) obs. 9.

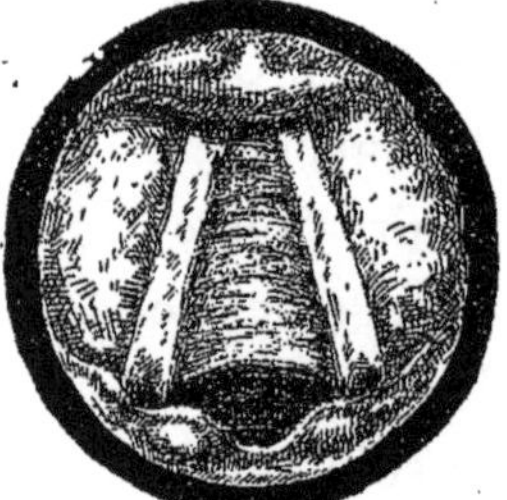

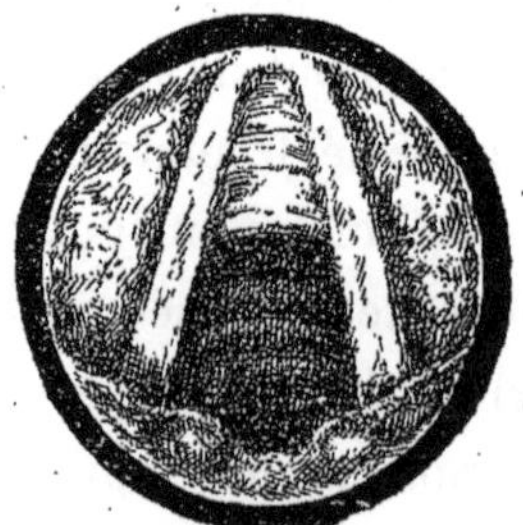

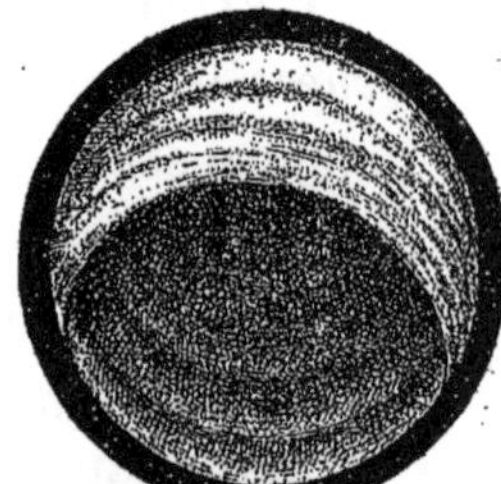

Fig. 3. Fig. 3'. Fig. 3".

Laryngoscopie au miroir. | Laryngoscopie directe. | Trachéoscopie.

Seul l'examen sous le tube montre la forme et l'étendue exacte d'une bride cicatricielle sous-glottique (obs. 27).

vingtième suffit). Précaution indispensable : il faut toujours penser au spasme de la glotte, d'autant plus possible que la sténose est déjà plus accentuée et avoir toujours préparé sous la main le plateau d'instruments nécessaires à la trachéotomie.

Spatule ou tube l'instrument permet un accès direct sur la lésion. A l'aide d'une pince, d'un porte-coton ou d'une bougie la main peut prendre contact avec elle. Forme, étendue, nature, degré, mieux appréciés permettent d'avoir une notion plus certaine, plus complète des caractères de la sténose et la thérapeutique n'en est que mieux guidée. De plus, si le miroir se montre le plus souvent insuffisant (puisqu'il nous laisse fréquemment sans renseignements sur la moitié antérieure de la glotte parfois cachée par une épiglotte tombante), il donne encore dans bien des cas un aspect tout différent de celui fourni par la spatule ou le tube. Nos observations ont noté ces divergences plus de vingt fois. A cet effet nous donnerons comme exemple les observations 9 et 27 :

Pour le premier blessé (fig. 1) l'image laryngoscopique indirecte montrait deux cordes vocales épaissies, déformées dans leur partie moyenne et paraissant soudées dans leur tiers antérieur. La laryngoscopie directe faite le lendemain découvrait l'absence de synéchies : deux nodules insérés sur chaque corde et acoclés sur la ligne médiane avaient causé cette fausse interprétation.

Pour l'autre (fig. 3), le miroir paraissait indiquer la présence d'une masse bourgeonnante obstruant la presque totalité de la lumière trachéale. Sous la spatule le bourgeon disparaissait et on voyait une sorte d'épaississement cicatriciel de la paroi antérieure de la sous-glotte. Cette sorte de valvule épaisse obstruait à peine la moitié de la lumière trachéale. Pour ces deux blessés les constatations opératoires (fig. 2) ont vérifié les données fournies par la laryngoscopie directe.

Cependant il faut bien admettre que le miroir donne parfois des renseignements importants et se supporte mieux qu'un examen sous la spatule. Ces deux méthodes semblent donc devoir se complèter; c'est pourquoi nos laryngoscopies directes ont toujours été précédées d'un examen au miroir. Nous avons pu de cette manière identifier des lésions de siège et d'aspect très différents. C'est leur étude descriptive que nous nous proposons d'aborder maintenant.

### Lésions constatées à l'endoscopie,

Elle peuvent se répartir en :

1° Lésions inflammatoires, plaies et sténoses glottiques.

2° Sténoses sous-glottiques, crico-trachéales et trachéales.

3° Lésions péri-laryngées : corps étrangers, lésions nerveuses et œsophagiennes.

### Lésions inflammatoires, plaies et sténoses glottiques.

***Lésions Inflammatoires*** : Chaque fois qu'il y a traumatisme du layrnx, la muqueuse de ce conduit réagit à l'infection. Au début, il se produit un *œdème* plus ou moins marqué de la glotte et le blessé signale cette complication à l'attention du médecin en relatant sa gêne respiratoire progressive. A la laryngoscopie indirecte, les lésions sont cachées par des bourrelets d'œdème; la glotte prend l'aspect d'un museau de tanche. Plus tard, après une phase plus ou moins longue de suppuration entretenue : soit par la présence d'un *corps étranger*, soit par l'existence de *périchondrite* ou de nécrose des cartilages, soit par une *fistule laryngo-œsophagienne* ; il se produit une inflammation chronique qui se traduit par une rougeur vineuse, un épaississement, une infiltration d'une partie plus ou moins importante de la muqueuse endo-laryngée.

Cet état inflammatoire touche très rapidement les cordes vocales leur donnant l'aspect infiltré d'une *laryngite chronique* (ex. obs. 26). C'est ainsi que nous avons vu enlever des bourgeons fongueux sur les cordes vocales d'un malade antérieurement blessé par éclats de grenade et ayant présenté par la suite un abcès laryngé. Ce blessé avait été trachéotomisé deux fois, seule l'intervention, sous endoscopie, a pu le guérir.

D'autres fois les cartilages aryténoïdes participent à l'inflammation, la chondrite les gagne. Les articulations *crico-aryténoïdiennes* sont ankylosées (*arthrite*); il s'ensuit une immobilisation de toute la partie du larynx qui est lésée : l'aryténoïde est fixé aux environs de la ligne médiane, la corde intéressée est dans un plan situé au-dessus de celui de la corde intacte (signe de Ruault) ; elle est fixée en adduction, mais pendant la phonation il n'y a pas de chevauchement de l'aryténoïde sain sur l'aryténoïde malade et la corde vocale saine n'est pas entraînée au delà de la ligne médiane comme cela se produit dans la paralysie récurrentielle (signe de Grabower). Nous avons noté pareilles lésions (obs. 8 et 25); dans le premier cas il s'agissait d'une blessure par lame tranchante : la suppuration profuse, l'étendué des lésions cartilagineuses avaient amené une ankylose totale de l'articulation crico-aryténoïdienne droite avec épaississement hypertrophique de la corde vocale située de ce côté. On comprend que pareille extension du processus inflammatoire soit d'une grande gravité surtout lorsqu'il y a atteinte bilatérale. Ce n'est pas fort heureusement une lésion rencontrée communément; ce que l'on voit très fréquemment, ce sont des immobilisations partielles unilatérales ou bilatérales comme cela s'observe après la section du cricoïde ou même après une trachéotomie inter-crico-thyroïdienne qui n'a pas respecté le cartilage cricoïde; les masses aryténoïdiennes basculent en avant et cela est dû à l'écartement des deux moitiés du cricoïde.

Ainsi chez le blessé G. (obs. 14) une balle détermina une lésion analogue : il y eut primitivement fracture de la lame thyroïdienne gauche; la lésion cricoïdienne non notée était probable puisque le voyant six mois après le traumatisme nous constations que la corde vocale gauche faisait effort pour se mettre en contact avec la droite; qu'elle avait basculé en suivant le mouvement de l'aryténoïde gauche dont l'apophyse interne était beaucoup plus saillante que normalement.

*Ces luxations aryténoïdiennes* semblent devoir s'exagérer avec le temps : un malade opéré recemment (il ne s'agissait pas de traumatisme) nous a montré, au cours d'examens répétés et espacés, une masse qui ayant débuté au niveau d'un aryténoïde avait peu à peu entraîné la muqueuse ventriculaire pour créer une sorte de tumeur d'aspect géométrique formant bouchon au-dessus de la glotte.

Nous voyons donc que l'immobilisation des cordes vocales ne correspond pas toujours à une lésion récurrentielle, la position intermédiaire (cadavérique) pouvant être créée par un état inflammatoire ou cicatriciel du larynx. Ramonet cite un cas observé dans la XIVe Région envoyé avec l'étiquette de paralysie récurrentielle bilatérale et qui tout simplement présentait une sténose sous-glottique avec immobilisation des deux cordes vocales; la lésion fut nettement vue au cours d'une laryngostomie. Nous communiquons les résultats d'un examen fait sur un malade (obs. 22) 4 mois après la date de sa blessure; à l'entrée à l'Hôpital : muqueuse aryténoïdienne œdématiée, irrégulière, bandes ventriculaires sinueuses, rouges, œdématiées; cordes vocales à peine visibles. Tirage. Un mois après : la muqueuse laryngée est restée granuleuse mais il n'y a plus d'œdème, l'espace séparant la partie antérieure des deux cordes vocales s'est accentué par suite de la rétraction cicatricielle des bandes ventriculaires. Les cordes vocales sont fixées en position intermédiaire, simulant une paralysie récurrentielle double. L'aphonie est complète parce que l'adduction est impossible. La respiration est devenue suffisante. La *rétraction des bandes ventriculaires* semble donc être intervenue comme un processus favorable à la disparition des troubles respiratoires.

*L'inflammation diffuse*, avec toutes les conséquences que nous venons de passer en revue ne traduit le plus souvent qu'une séquelle d'une plaie endo-laryngée : chez un de nos blessés, nous avons pu assister à l'évolution d'un *abcès* ouvert dans le ventricule laryngé (obs. 26); les premiers symptômes furent : une tension douloureuse de toute la région péri-hyoïdienne avec dyspnée intense et dysphagie. La laryngoscopie montrait une corde vocale gauche infiltrée, gonflée, tuméfiée. L'aryténoïde gauche était œdématié et la glotte se présentait sous la forme d'une fente légèrement reportée vers la droite. Trachéotomie, enveloppements humides chauds. Deux jours après : ouverture spontanée d'un abcès par les voies naturelles (au niveau de l'aryténoïde et de la bande ventriculaire droite).

D'autre part il se produit assez fréquemment des *abcès sous-muqueux*, des *fistules*, donnant une évolution moins dramatique que l'observation précédente mais permettant l'élimination soit d'un séquestre, soit d'un corps étranger. L'obs. de Chiari (voir histor.) est assez instructive à cet égard : le miroir montrait une tuméfaction de la bande ventriculaire gauche dans sa partie antérieure avec évacuation persistante de pus à ce niveau ; la suppuration ne se tarit qu'au neuvième mois, le malade ayant rejeté à ce moment deux petits os au cours d'un accès de toux.

***Plaies.*** — Les plaies endo-laryngées si elles ne sont pas récentes se montrent sous l'aspect de petites ulcérations couvertes d'un enduit jaunâtre oú brunâtre. Elles traduisent le plus souvent le voisinage d'un corps étranger, dans l'observation 6, la bande ventriculaire était infiltrée, épaissie : la corde vocale du même côté présentait au niveau de son tiers antérieur une petie plaie formant escharre.

Il arrive parfois que le traumatisme laisse subsister une fistule faisant communiquer la cavité endo-laryngée avec l'extérieur. Cette fistulisation était entretenue dans l'un de nos cas (obs. 20) par la présence d'un volumineux, *polype sus-laryngé*, inséré sur la paroi supérieure de l'aryténoïde droit et ayant fait son lit au niveau de la paroi postéro-latérale droite du pharynx inférieur. L'ablation du polype par les voies naturelles et le curettage de la fistule amenèrent une guérison rapide (fig. 4).

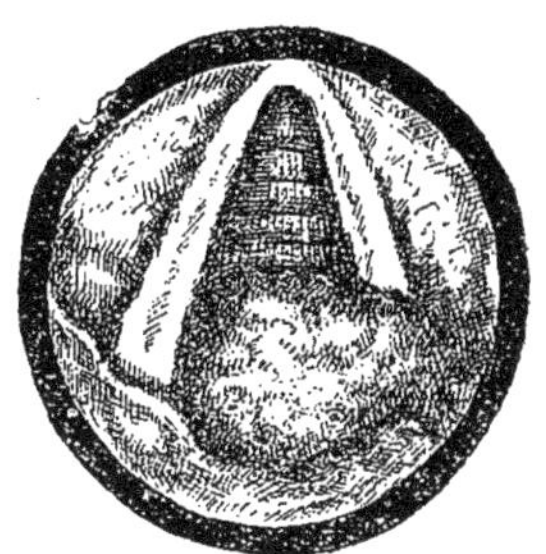

Fig. 4. — Polype traumatique sus-glottique (obs. 20).

***Sténoses glottiques.*** — Plus souvent nous avons l'occasion d'examiner des malades dont les blesssures paraissent définitivement consolidées et chez lesquels le moindre effort fait apparaître du tirage et de la dyspnée. Leurs lésions tout en restant cantonnées au larynx se présentent sous l'aspect de cicatrices vicieuses des cordes vocales et surtout de la commissure antérieure. Les observations 12 à 19, 23 à 25 sont toutes des exemples de cet état de choses.

Tous ces blessés ont une histoire à peu près identique : le plus souvent c'est une balle qui atteint le larynx à sa partie la plus saillante (pomme d'Adam), la pénétration se fait de droite à gauche ou vice versa, mais toujours au-dessous du bord supérieur du cartilage thyroïde, à un travers de doigt le plus souvent. Les symptômes immédiats sont peu marqués: la trachéotomie ne s'impose que rarement. L'aphonie persiste assez longtemps, mais la plaie cervicale se cicatrise rapidement. Les services chirurgicaux prennent alors deux attitudes : ou bien, le soldat considéré comme consolidé est envoyé en convalescence, ou bien il accuse des troubles fonctionnels flagrants : dysphonie, dyspnée; et alors l'évacuation faite sur l'intérieur nous amène ce malade dans nos Centres.

Convalescent ou évacué du front, le blessé du larynx consulte donc toujours pour des troubles fonctionnels. A l'endoscopie ces troubles sont expliqués par la présence de lésions diverses :

La corde vocale est parfois entamée, comme à l'emporte-pièce, son bord libre peut être simplement échancré. Une *synéchie* peut unir une corde vocale à l'autre; cette soudure peut prendre l'aspect d'une large membrane tendue entre les deux cordes pour combler entièrement l'aire de l'angle antérieur de la glotte et constituer une *palmure* (fig. 5). Très souvent les cordes sont immobilisées par des *tractus fibro-cicatriciels* qui les fixent à la sous-glotte, surtout au niveau de l'angle antérieur du cartilage thyroïde. Dans l'observation 14 le miroir montrait une corde vocale droite épaissie, présentant une encoche à sa partie moyenne; découvrait

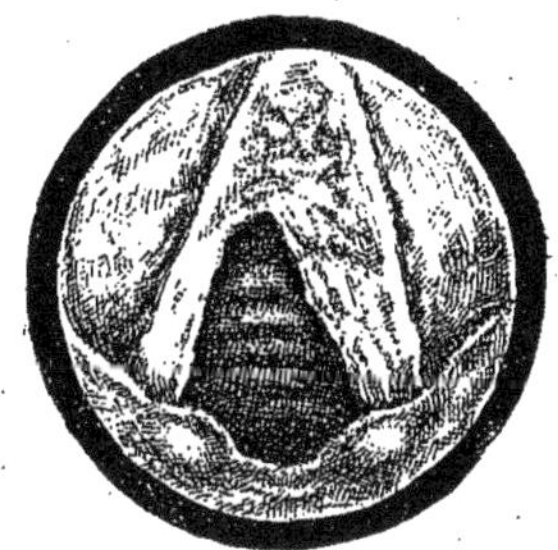

Fig. 5. — Laryngoscopie directe : synéchie commissurale antérieure, infiltration cicatricielle de la corde vocale gauche.

une bride cicatricielle qui en partant du tiers antérieur de la corde vocale droite allait finir sous la corde vocale gauche en se confondant avec du tissu cicatriciel sous-glottique. La laryngoscopie directe précisait les choses en indiquant qu'il existait sous la glotte une grosse épaisseur de tissu cicatriciel, surtout au niveau de l'angle rentrant du cartilage thyroïde.

Nous n'avons jamais eu l'occasion d'observer une sténose exclusivement glottique de bien grande importance; et l'aire respiratoire ne nous a jamais semblé dans aucun cas être diminuée de plus de la moitié. Toutefois, parmi les malades que nous avons examinés, les troubles qu'ils accusaient ont toujours été proportionnels à l'étendue de leurs lésions et la dyspnée d'effort qui représente le trouble respiratoire le plus atténué a souvent suffi pour légitimer une intervention.

## Sténoses sous-glottiques, crico-trachéales et trachéales.

Elles se présentent sous des formes nombreuses et sont dues à des causes diverses. On y rencontre les lésions les plus graves. Souvent d'origine purement cicatricielle, la sténose est parfois occasionnée par la présence de tumeurs créées : par le traumatisme, par une séquelle de ce traumatisme ou par l'agent vulnérant lui-même.

La spatule et le tube employés dans tous les cas que

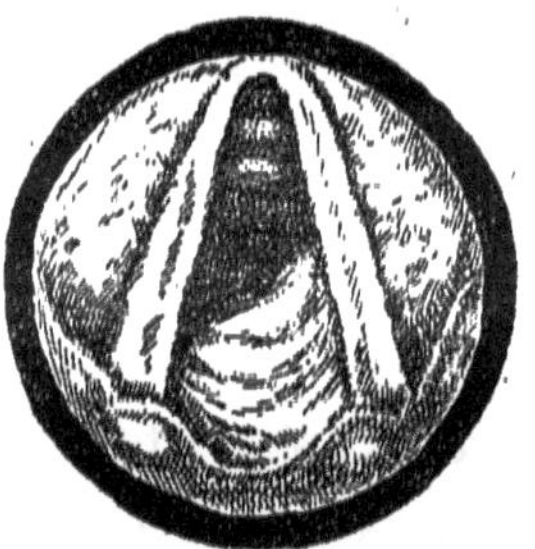

Fig. 6.
Valvule cicatricielle sous-glottique postérieure.

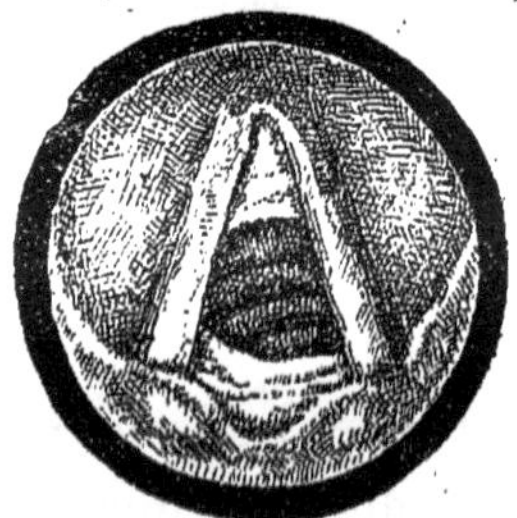

Fig. 7.
Sténose sous-glottique-bi-valvulaire.

nous relatons nous ont permis d'identifier des *lésions cicatricielles* assez curieuses :

Il ne s'agit souvent que de lésions pariétales localisées (fig. 6 et 7) : le type *valvulaire* est le plus fréquent; c'est une sorte de repli de la muqueuse affectant la forme d'un croissant et siégeant le plus souvent sous la commissure antérieure et au niveau des anneaux trachéaux. Le bord libre de ces valvules est mince, flottant, leur base d'insertion est plus large et se place perpendiculairement à l'axe de la trachée ou du larynx. Parfois à siège exclusivement cricoïdien, il n'est pas rare cependant de voir pareille valvule empiéter sur le

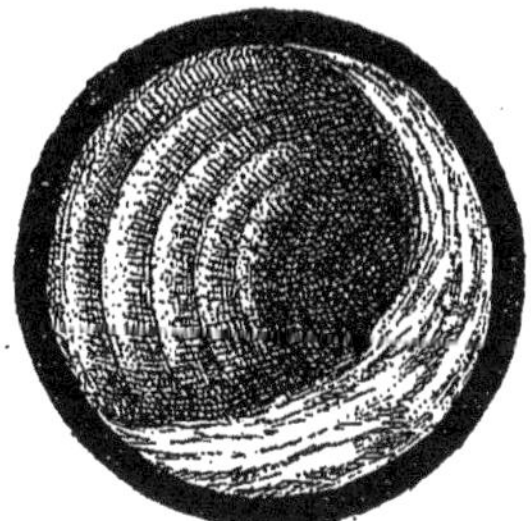

Fig. 8.
Trachéoscopie : Valvule cicatricielle intra-trachéale.

premier anneau de la trachée. D'ailleurs, la structure anatomique de la région doit favoriser la formation de ces replis car la trachée semble bien représenter leur lieu de prédilection (fig. 8).

Le type *annulaire* moins fréquent, n'est qu'une exagération du type précédent; il est à siège surtout cricoïdien. Dans l'observation 9, l'anneau de forme ovalaire à grand axe antéro-postérieur se présentait sous l'aspect d'une deuxième glotte.

Que l'anneau s'étende en surface il se constitue alors un véritable *diaphragme cicatriciel* (fig. 9). Le docteur Guisez en a présenté un cas (obs. 44), en juin 1917, à l'Académie de Médecine : il s'agissait d'un malade chez lequel le miroir décelait, au-dessous des cordes vocales, sous la commissure antérieure, une bride cicatricielle à direction légèrement oblique. La spatule en relevant l'épiglotte montrait un diaphragme circulaire

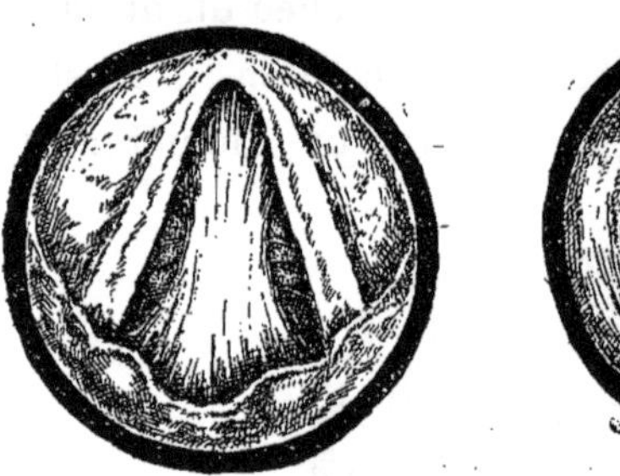

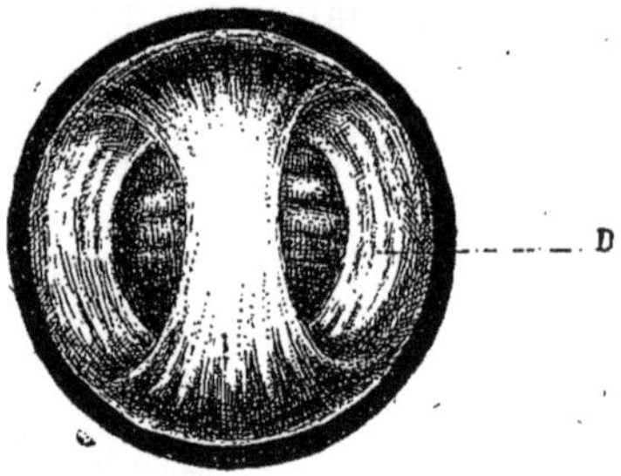


Fig. 9. Laryngoscopie directe. Fig. 9'. Trachéoscopie.
Diaphragme cicatriciel intra-trachéal consécutif à blessure par balle (obs. 44).

coupé au milieu par une bride à direction antéro-postérieure. A la trachéoscopie on ne voyait plus que le diaphragme cicatriciel percé de deux orifices latéraux et localisé au niveau du deuxième anneau de la trachée. Ce cas fut rapporté en même temps qu'un cas de diaphragme cicatriciel de l'œsophage (obs. 58), il s'agissait les deux fois de balles tirées à bout portant.

Ces lésions pariétales bien définies, d'étendue nettement limitée, sont parfois si minimes qu'elles ne se traduisent que par une simple cicatrice blanchâtre, étoilée (obs. 52). Elles sont l'apanage presque exclusif de la trachée; c'est ainsi que nous pouvons en mentionner 6 cas (obs. 15, 51, 53, à 57) : le neuvième du total de nos observations. Chaque lésion ne correspond pas toujours à des troubles respiratoires identiques; c'est cependant la dyspnée d'effort (à des degrés divers) qui nous paraît être le signe le plus constant dans ces sortes de sténoses.

*Les laryngo-sténoses les plus graves*, c'est-à-dire celles qui nécessitent une intervention chirurgicale à ciel ouvert, telle que la laryngostomie, ne peuvent pas se décrire selon des types bien nets. Les lésions sont fonction de la violence du traumatisme; cependant il semble bien que ce soit au *niveau du cricoïde* et de la moitié inférieure du cartilage thyroïde que s'établissent les sténoses les plus sérieuses. La charpente cartilagineuse du larynx, brisée, luxée, se consolide au moyen de tractus fibreux. Les fragments de cartilage dépourvus de périchondre s'éliminent. L'infection vient parfois augmenter et accélérer cette fonte cartilagineuse. Il s'ensuit un affaissement plus ou moins localisé des parois laryngées, ce qui entraîne une diminution parallèle de la lumière trachéale. L'inflammation surajoute ses lésions : crée des adhérences, des granulations, de l'œdème, et la sténose est physiologiquement constituée. Cette évolution se fait plus ou moins rapidement; nous verrons au chapitre « Traitement » comment les premiers soins peuvent dans une certaine mesure limiter les dégâts.

*L'histoire clinique* des malades que nous avons eu à examiner était toujours bâtie à peu près sur le même thème : traumatisme ayant nécessité une trachéotomie d'urgence; la plaie cervicale cicatrisée ou en bonne voie de cicatrisation avait été pansée à plat; résultats : ou bien le malade décanulé sans examen préalable voyait sa gêne respiratoire reparaître 2 ou 3 mois après, ou bien la canule n'avait jamais pu être enlevée et les Centres laryngologiques devaient intervenir dans les deux cas. Ces deux alternatives se présentent avec une fréquence égale : 5 fois nous avons reçu des canulards (obs. 1, 4, 7, 10, 11);

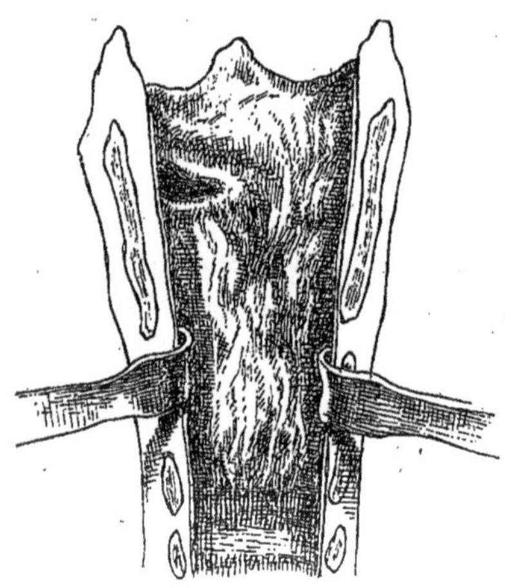

Fig. 10. — Infiltration cicatricielle de l'hémi-larynx gauche (obs. 4).

6 fois la trachéotomie ne fut faite que tardivement dans le service; 5 mois après le traumatisme initial pour l'observation n° 11.

Toutes ces sténoses n'étaient pas exclusivement sous-glottiques. Cependant, la gravité de chacune d'elles se rapportait bien à la présence d'une lésion de la sous-glotte.

Dans l'obs. n° 1, il existait des brides cicatricielles qui non seulement unissaient la corde vocale gauche à la droite, mais encore comblaient un assez large espace de la sous-glotte dans sa partie antérieure. La corde vocale gauche était engainée dans un magma cicatriciel.

Dans l'obs. 4, il y avait infiltration cicatricielle de toute la moitié gauche de la sous-glotte; l'aryténoïde droit était enfoui dans une gangue fibreuse (fig. 10).

L'obs. 7 montrait une corde vocale gauche figée, immobilisée, envoyant de son tiers postérieur une sorte de repli recouvrant la corde vocale droite (d'apparence saine). L'oblitération de l'orifice trachéal amenait l'asphyxie. Un porte-coton était arrêté au-dessus des cordes vocales par des bourgeons charnus insérés à ce niveau. Il existait en outre, sous la glotte, une membrane cicatricielle rouge, partant de l'angle antérieur de l'anneau thyroïdien, dans sa partie gauche et se dirigeant en arrière vers l'aryténoïde droit. Cette membrane était à peu près verticale et mesurait environ deux centimètres de hauteur; elle adhérait en arrière par un fort pédicule au niveau de la paroi postérieure du larynx.

L'obs. 11 représentait un type de sténose très complexe : il y avait une sorte d'infiltration cicatricielle de toute la hauteur du larynx (ce que Moure décrit sous le nom de sténose tubulaire). La lumière du larynx était impossible à découvrir; à la place des aryténoïdes il existait une masse œdémateuse bilobée dont la partie gauche, plus grosse, semblait chevaucher sur la droite. Immédiatement en avant les deux bandes ventriculaires étaient accolées, plissées et comme soudées entre elles. L'intervention montra qu'il n'y avait plus trace de la cavité laryngée dans les deux tiers supérieurs. Toutes ces lésions furent identifiées à la laryngoscopie directe. Chez les canulards, l'examen fonctionnel de la glotte fut fait, canule enlevée et orifice cervical bouché. Un cathétérisme rétrograde fut tenté dans le cas du blessé B. (obs. 11).

Les mêmes méthodes d'examen nous ont permis de rapporter à des lésions bien définies les symptômes d'occlusion laryngo-trachéale remarqués dans les observations (40, 45, 46, 10, 3, 38, 2, 19, 21).

Les trois premières observations (40, 45, 46) représentaient des cas de *tumeurs sous-glottiques* créées directement par le traumatisme. Chez le sergent P.... (obs. 40) ce fut l'éclatement d'un obus de gros calibre qui occasionna la production d'un trachéocèle : il existait au-dessus des clavicules, de chaque côté de la trachée, deux hernies, molles, réductibles. Sous laryngoscopie directe on découvrait deux cordes vocales normales et mobiles ; une masse rouge se dessinait dans la sous-glotte et paraissait être insérée assez haut sur la paroi trachéale. Après passage du tube trachéoscopique, la tumeur apparaissait animée de battements ; sa paroi rouge, amincie, présentait à certains endroits de petites traînées blanchâtres. Elle s'insérait à deux centimètres au-dessous des cordes vocales et le tube qui la déprimait assez facilement pouvait la suivre sur la paroi postéro-latérale droite de la trachée, jusqu'à 3 centimètres de la bifurcation des bronches. Pendant tout l'examen les tumeurs externes étaient absolument réduites ; après occlusion du tube trachéoscopique pendant quelques instants la masse interne disparaissait et l'externe augmentait au contraire beaucoup.

Dans les deux autres cas il y eut pénétration de projectile : ce fut un éclat de bombe (tôle) qui, dans l'obs. 46 amena *une hernie de l'œsophage* dans la trachée. A la trachéoscopie, on remarquait sur la paroi droite de la trachée, au niveau du deuxième anneau, une saillie rouge rétrécissant la lumière trachéale d'un tiers au cours de la respiration normale. Cette saillie augmentait considérablement dans l'effort et allait jusqu'à obstruer complètement la lumière de la trachée.

Dans l'observation 45, moins typique, ce fut une balle qui sectionna et emporta la partie inférieure du larynx et le premier anneau de la trachée. La trachéoscopie décela au niveau de la paroi postérieure du tiers supérieur de la trachée une légère hernie de la paroi antérieure de l'œsophage. Cette tumeur occasionnant par sa présence une dyspnée légère, mais permanente, nécessita le classement du blessé dans le service auxiliaire.

Ces deux tumeurs n'ont pas succédé immédiatement au traumatisme. Il y eut probablement rupture des anneaux trachéaux. La paroi œsophagienne antérieure n'étant plus soutenue vint faire hernie dans la trachée au cours d'efforts répétés, surtout à l'occasion de déglutitions difficiles.

Plusieurs fois il s'agissait de *tumeurs végétantes* sous-glottiques : sortes de bourgeons situés à l'orifice laryngé ou trachéal d'une fistule laryngo-œsophagienne, d'une fistule borgne interne créée par la présence d'un corps étranger au voisinage du larynx (obs. 3) ou bien représentant tout simplement une séquelle éloignée de l'état inflammatoire créé par le traumatisme (obs. 38).

Dans l'observation 10 il ne s'agissait pas à vraiment parler de tumeur végétante; c'était une sorte de voussure assez accentuée et étendue à toute la paroi postérieure du larynx. Cette tuméfaction laissait sourdre un peu de pus et lorsqu'on l'incisa au cours de l'intervention, on eut accès sur une poche pleine de pus dans laquelle flottaient quelques fragments de cartilage nécrosé. Le curettage fut prudent car on supposait l'existence d'une fistule œsophago-laryngée.

Le blessé Z. (obs. 3) présentait à son entrée une plaie cervicale cicatrisée. Son traumatisme avait eu lieu trois mois auparavant. Le miroir n'indiquait qu'une hémiplégie laryngée gauche : Un emphysème sous-cutané s'étant subitement établi au niveau de la face, on fit un examen trachéoscopique direct et on trouva une masse végétante rouge faisant corps avec la partie postérieure et médiane de la sous-glotte. Ce bourgeon fut enlevé à la pince mais il y eut récidive et une radioscopie repéra un débri métallique pré-laryngé. A l'intervention (laryngo-fissure) on trouva au niveau du chaton cricoïdien, à gauche, sur la paroi postérieure du larynx une fistule menant dans une cavité au fond de laquelle un stylet percutait un éclat métallique.

Le prisonnier allemand S. (obs. 38) accusait une paralysie récurrentielle gauche et sa dyspnée progressive s'expliquait par la présence d'une masse polypeuse bourgeonnante insérée au-dessous de la région inter-aryténoïdienne.

Nous pourrions citer les sténoses sous-glottiques et trachéales créées ou aggravées par la présence d'éperons sus-canulaires, d'invagination de la peau au niveau de l'orifice de trachéotomie, d'une hernie de la cicatrice de trachéotomie dans la lumière trachéale (obs. 8); mais ces différentes lésions ne ressortissent pas spécialement des traumatismes de guerre, il ne nous appartient donc pas d'y attacher trop d'importance.

***Le projectile vulnérant*** : peut dans certains cas devenir un facteur direct de sténose. Il a pu chez un de nos blessés être rejeté immédiatement par les voies naturelles (obs. 20) : c'était un petit éclat d'obus qui pénétrant au niveau de la face latérale droite du cartilage thyroïde en suivant une direction obliquement ascendante vint tomber dans le pharynx. Il y eut : toux, légère hémoptysie et le projectile fut rejeté par la bouche.

Chez D. (obs. 23) il semble qu'il y ait eu aussi expulsion spontanée d'un corps étranger : des éclats pénétrèrent au niveau de la région sous-orbitaire, fracturant la branche montante du maxillaire supérieur et vinrent se loger dans le rhino-pharynx et le larynx. Il y eut brusque sensation d'étouffement avec toux et émission de crachats sanglants au milieu desquels le malade prétendit reconnaître de petits fragments d'obus. Un assez gros éclat fut extrait par la suite sous la muqueuse pharyngienne à la hauteur du corps de l'atlas.

Dans l'obs. 19, il y avait plaie cervicale, jugée superficielle et non pénétrante. Une radioscopie décela la présence de deux éclats au niveau de la région laryngée. Un examen au miroir montra qu'il existait un corps étranger métallique encastré sous le tiers antérieur de la corde vocale droite. Le projectile fut cueilli à la manière d'un polype. C'est à notre connaissance, le seul cas de projectile signalé comme extrait par les voies naturelles et par laryngoscopie indirecte. Cette intervention fut faite à Contrexéville (août 1916).

Nous pouvons relater un beau cas *d'inclusion de projectile* sous la muqueuse trachéale (obs. 21); l'examen trachéoscopique direct indiquait, au niveau du troisième anneau, sur la paroi postérieure de la trachée, la présence d'une tuméfaction ayant l'apparence et la grosseur d'une demi-noisette. Or, la radioscopie constatait l'existence d'un éclat gros comme un pois allongé, semblant logé entre la trachée et l'œsophage, suivant les mouvements de la déglutition et dont la projection sur le squelette répondait à peu près à la deuxième vertèbre dorsale. Il y avait donc corrélation manifeste entre la présence de cette tumeur intra-trachéale et

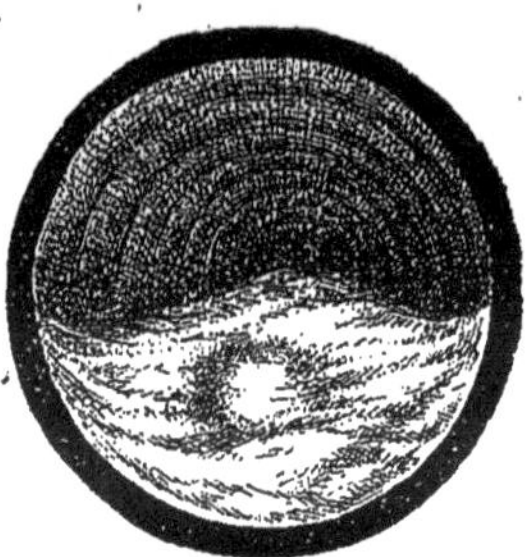

Fig. 11. — Eclat d'obus dans la paroi postérieure de la trachée (obs. 23).

l'existence du projectile. L'intervention, par la voie externe, démontra que l'éclat formait l'armature de la tumeur. Le tirage et la dyspnée disparurent (fig. 11).

Nous ne croyons pas devoir rapprocher de ces cas typiques, avec symptômes nets de sténose laryngée ou trachéale, d'autres observations de projectiles pré ou péri-laryngés. L'action sténosante de ces derniers réside plutôt dans une réaction inflammatoire causée par le voisinage d'un corps étranger septique; nous les classerons dans le chapitre suivant. Bornons-nous simplement à rappeler la possibilité de la chute d'un corps étranger dans les bronches (cas de Moure : éclat d'obus tombé dans la bronche droite), ou l'émigration d'un projectile vers les voies respiratoires; le cas de Chiari (voir historique) en est un bel exemple : puisqu'il s'agissait d'une balle ronde entrée au niveau de l'épaule droite et extraite un an après de la bronche principale gauche au moyen de la bronchoscopie supérieure. Nous pouvons le rapprocher des cas classiques de Traube et de Fauvel. Traube enleva douze ans après sa pénétration une balle entrée au niveau du cou et logée dans le sinus piriforme gauche. Fauvel fit des tentatives d'extraction d'une balle reçue dans la tête dix ans auparavant et retrouvée au-dessus de la corde vocale gauche; le projectile fut expulsé spontanément.

**Lésions péri-laryngées : corps étrangers, lésions nerveuses et œsophagiennes.**

*Corps étrangers.* — Les projectiles, nous l'avons déjà dit, ne font le plus souvent que traverser le cou en y traçant des sétons. Nous venons de citer quelques exemples d'éclats d'obus ayant occasionné par leur seule présence dans le conduit laryngo-trachéal ou dans la zone péri-œsophagienne des phénomènes de sténose. Plusieurs fois nous avons eu à soigner des plaies borgnes avec projectiles inclus tout contre le larynx ou à son voisinage. La radiographie, ou la radioscopie nous avaient révélé la situation de ces éclats. Cette localisation pré-laryngée ne nous a intéressé que lorsqu'il y eut des signes de lésions laryngées ou œsophagiennes. Dans ces différents cas l'*endoscopie* est intervenue pour juger de l'opportunité de l'extraction d'un corps étranger parfois très minime et ce ne fut qu'après examen direct que l'intervention fut décidée.

C'est ainsi que nous avons été amené à intervenir chez le blessé D. (obs. 2) qui, blessé le 25 juin, faisait de l'œdème de la glotte le 27 septembre de la même année. A l'intervention, on découvrit une fistule ouverte dans le ventricule laryngé gauche et le projectile (gros comme un petit pois) fut ramené avec la curette.

Z. (obs. 3) conserva son projectile plus de 3 mois. Il y eut œdème de la glotte, une radioscopie indiqua la présence d'un gros éclat métallique placé au-devant de la sixième vertèbre cervicale et à gauche de la ligne médiane. A l'intervention on trouva au niveau du chaton cricoïdien une fistule menant sur un éclat métallique.

B. (obs. 6) présentait un épaississement et une infiltration des bandes ventriculaires. A l'intervention (thyrotomie) l'éclat fut trouvé sous la corde vocale droite enclavé dans la lame interne du cartilage.

De même chez le lieutenant B. (obs. 22) un œdème des bandes ventriculaires et des aryténoïdes fut attribué au voisinage d'un éclat d'obus. A l'intervention le projectile fut trouvé inclus sous la muqueuse laryngée antérieure, au niveau de la partie moyenne du cartilage thyroïde.

Au cours de nos observations nous avons noté d'autres extractions de projectiles; ces observations furent faites dans 7 cas immédiatement ou peu de temps après le traumatisme; chez plusieurs de nos blessés il y eut indication restreinte ou refus d'intervention (4 cas).

*Lésions nerveuses.* — N'ayant en vue dans ce travail que l'étude des lésions graves, nous nous bornerons à citer les quelques *paralysies récurrentielles* traumatiques observées dans le service et nous passerons sous silence tout ce qui a trait aux aphonies nerveuses et aux parésies laryngées. Parmi les 13 cas que nous signalons, 5 fois il y eut lésion récurrentielle isolée (obs. 28, 32 à 35). Chez les autres blessés le récurrent fut atteint en même temps que le larynx, la trachée, l'œsophage ou d'autres nerfs (obs. 3, 15, 36 à 39, 55 et 58). Nous avons noté une prédominance très nette des paralysies récurrentielles gauches : 10 cas sur 13.

Pour chaque cas, les troubles fonctionnels se présentaient avec une intensité différente. Dans les paralysies anciennes, il ne persistait qu'un peu de dysphonie et le diagnostic fut constamment établi par un examen fait tout au moins au miroir. La corde vocale paralysée s'est toujours montrée immobilisée en position intermédiaire (cadavérique); pour les cas anciens, il existait un certain degré d'atrophie de l'hémi-larynx intéressé. Nous n'avons pas noté de troubles circulatoires bien définis. A l'exemple de Dufourmentel (*Annales des maladies de l'oreille*, 9e livraison, 1914-15) nous avons considéré comme complète toute paralysie recurrentielle caractérisée par une immobilisation de la corde vocale correspondante. La trajectoire du projectile, l'apparition immédiatement post-traumatique des troubles fonctionnels du larynx (aphonie, hypoesthésie laryngée) nous ont fourni des présomptions suffisantes pour établir l'origine traumatique directe de ces paralysies. Quant à juger de leur incurabilité nous n'avons pu émettre que des hypothèses : seuls des examens répétés ont pu nous faire constater la stagnation des lésions et l'amélioration fonctionnelle fut toujours expliquée par une accommodation de la corde vocale restée saine. C'est qu'en effet le nerf récurrent, au contraire des autres nerfs de l'économie n'a pu être jusqu'à présent interrogé électriquement. On a donc jamais jugé ni de son intégrité, ni de son degré de dégénérescence. Quelques auteurs ont cependant assisté à des améliorations notoires. Nous citerons comme exemple les deux cas de Glas (voir historique) où il s'agissait de deux paralysies récurrentielles : l'une par hématome cervical, l'autre par pression de voisinage d'une enveloppe de balle ; l'évacuation de la collection sanguine et l'extraction du projectile amenèrent une guérison rapide et totale. Dans le cas de Giuliani cité par Ramonet : après l'extraction d'un petit éclat juxta-récurrentiel sous le contrôle de la table radioscopique il n'y eut qu'une légère amélioration.

Dans *3 de nos cas* la paralysie récurrentielle était combinée avec une paralysie du *plexus brachial.*

Chez le blessé C. (obs. 36) il y eut un traumatisme assez important de toute la région carotidienne gauche ; la jugulaire interne fut liée. La paralysie récurrentielle gauche était accompagnée d'une parésie étendue à tout le membre supérieur gauche due probablement à des lésions de compression du plexus brachial de ce côté par du tissu de cicatrice.

R. (obs. 39) présentait une paralysie récurrentielle droite combinée à une lésion de la 5e racine cervicale : tous les mouvements du membre supérieur droit étaient conservés avec une amplitude presque normale. Seule la force musculaire était nettement diminuée et les réflexes radio-périostés abolis.

Chez un autre de nos malades (obs. 15) il y eut lésion trachéale en même temps que section du récurrent gauche et des 5e et 6e racines cervicales ; ce qui constitua une paralysie radiculaire à type postérieur de Duchesne-Erb. L'élévation du bras et la flexion de l'avant-bras devinrent impossibles.

Hautant a signalé en mai 1915 un cas de plaie du

larynx avec *paralysie récurrentielle double* et survie. En 1913, E. Fischer (de Luxembourg) avait rapporté un cas de paralysie récurrentielle double à la suite d'un coup de feu; le blessé mourut six jours après.

Nous n'avons jamais rencontré des *paralysies laryngées associées* à d'autres paralysies des nerfs crâniens; la thèse récente de Vernet (Lyon 1916) en cite quelques exemples. Morestin a rapporté en 1916 le cas d'une paralysie des nerfs facial, auditif, pneumogastrique, spinal et grand hypoglosse occasionnée par le même projectile. Citons encore l'observation de Decherf signalée par le professeur Broca où il s'agissait d'une blessure de la trachée avec lésion du sympathique servical (syndrome de Claude Bernard).

## Lésions œsophagiennes.

Nous possédons une documentation appuyée sur 13 *cas* étudiés et soignés dans le service du docteur Guisez. La lésion œsophagienne était prédominante chez 10 blessés; 7 fois elle était isolée; 3 fois il y eut blessure laryngée concomitante. Tous ces malades présentaient des troubles dysphagiques. Chez deux d'entre eux une gastrostomie avait été jugée nécessaire par les services chirurgicaux (obs. 10 et 48).

Les projectiles ayant généralement atteint le conduit alimentaire au niveau de son extrémité supérieure (bouche de l'œsophage) il fut fait un large emploi de la spatule à hypo-pharyngoscopie directe; on a pu de cette manière identifier des lésions du pharynx inférieur, des sténoses cicatricielles de l'orifice supérieur de l'œsophage et même des lésions laryngées sus-glottiques.

Les blessures de guerre peuvent créer au niveau de l'œsophage 3 sortes de lésions, ce sont : 1° des lésions inflammatoires, 2° des lésions cicatricielles, 3° du spasme.

***Lésions inflammatoires*** : Elles existent chaque fois qu'il y a blessure grave du larynx, elles apparaissent quelques heures après le traumatisme initial et se traduisent surtout par une dysphagie plus ou moins prononcée, d'une durée plus ou moins longue. Cette réaction inflammatoire peut réapparaître plusieurs mois après la blessure surtout si un corps étranger septique est resté inclus. C'est ce qui s'est passé chez G... (obs. 19) qui, blessé le 15 juin 1915, sa plaie cervicale étant consolidée, fit un phlegmon de l'origine de l'œsophage et rejeta spontanément (le 4 août 1915) au milieu d'un flot de pus l'éclat d'obus qui avait engendré sa lésion. Il existait déjà un mois auparavant une sorte de bourrelet violacé placé en arrière des aryténoïdes, lesquels étaient rouges et tuméfiés.

***Lésions cicatricielles*** : Elles siégeaient *6 fois sur 8* au niveau de la *partie supérieure de l'œsophage*. Chez un de nos blessés la sténose œsophagienne était due primitivement à la présence d'un gros éclat d'obus (obs. 10) : il s'agissait d'un soldat surpris la tête inclinée en avant et atteint par un éclat d'obus au niveau de la joue droite ; l'éclat suivit un trajet oblique en bas et en arrière et vint se loger dans le larynx, s'encastrant dans la paroi postérieure en empiétant sur le pharynx. Devant des troubles dysphagiques inquiétants il fut gastrostomisé quatre jours après son traumatisme. L'éclat d'obus très volumineux fut extrait par pharyngotomie sous-hyoïdienne, la lumière de l'œsophage fut ainsi libérée et la gastrostomie ne dut être conservée que quinze jours. Ce malade vu un mois après au Centre de la X<sup>e</sup> Région présentait encore une légère cicatrice pariétale blanchâtre avec infiltration granuleuse au niveau de la paroi antérieure de l'œsophage. Il existait en outre un spasme assez accentué.

Le blessé B... (obs. 11), examiné deux mois après sa blessure présentait une bride cicatricielle transversale rétrécissant la bouche œsophagienne. Une bougie N° 12 passait.

Chez C... (obs. 50) le tube œsophagoscopique découvrait, à 3 centimètres de l'origine de l'œsophage, une plaie fongueuse, saignante, s'étendant sur 1 centimètre de longueur au niveau de la paroi antérieure de l'œsophage.

Dans l'obs. 51, on remarquait une cicatrice blanchâtre, épaisse, placée au niveau de la paroi antérieure de l'œsophage.

Dans l'obs 52, c'était une cicatrice blanchâtre de la paroi postérieure de l'œsophage ; immédiatement au-dessus et à gauche, il existait dans l'hypo-pharynx une sorte de diverticule renfermant de la salive et du mucus.

Enfin, chez un Allemand (obs. 58) examiné un mois exactement après sa blessure, on trouvait dans l'hypopharynx une traînée de pus placée au niveau de la bouche œsophagienne. Le tube était arrêté à deux centimètres de l'origine de l'œsophage par une bride cicatricielle transversale, au-dessous de laquelle on remarquait sur la paroi postérieure une cicatrice blanche, étoilée.

*Deux fois* l'œsophage fut atteint dans sa *portion thoracique* : à l'union du tiers supérieur et des deux tiers inférieurs pour le Russe I... (obs. 57) chez lequel d'ailleurs on ne trouva à l'œsophagoscopie pratiquée 8 mois après le traumatisme qu'une légère surface blanchâtre d'apparence cicatricielle.

Au niveau du tiers moyen chez le blessé B...(obs. 48) : ce malade dont nous donnons plus loin l'observation complète avait souffert de troubles dysphagiques graves et tardifs, ayant nécessité l'établissement d'une gastrostomie deux mois après la date de sa blessure. La bouche stomacale ne fut conservée que dix-sept jours le blessé fut traité pendent un an par la dilatation bougiraire ; on ne put jamais dépasser les N$^{os}$ 14, 15, de la filière Charrière. Fut hospitalisé après ce traitement au Centre de la X$^{e}$ Région : une œsophagoscopie permit de trouver à 30 centimètres des arcades dentaires un diaphragme cicatriciel blanc laissant à gauche un tout petit pertuis en forme de cul de poule. Une bougie n° 10 passait assez librement. Toujours sous le contrôle du tube la dilatation put être amenée progressivement dès cette première séance jusqu'au n° 18.

Ainsi, nous avons pu trouver parmi ces 8 blessés une variété assez intéressante de lésions cicatricielles de l'œsophage. L'image œsophagoscopique s'est présentée le plus souvent comme indiquant des lésions pariétales plus ou moins graves. Le cas de sténose par diaphagme cicatriciel est unique et n'avait jamais été signalé comme conséquence d'une blessure de l'œsophage ; peut-être peut-on en trouver l'explication dans le fait que le tir eut lieu à bout portant.

Le *diagnostic* de ces *rétrécissements cicatriciels* traumatiques de l'œsophage fut toujours établi sur l'examen endoscopique. Dans le cas de B... (obs. 48) on eut à plusieurs reprises recours à l'examen radioscopique de l'œsophage ; le malade ayant ingéré auparavant un lait de bismuth, on put de cette façon juger du calibre et de la longueur du rétrécissement. C'est là une pratique qui ne trouve son emploi que dans les services non outillés pour l'œsophagoscopie. Encore conviendrait-il de faire suivre chaque exploration d'un lavage abondant de l'œsophage avec le tube de Faucher ; le bismuth ayant parfois tendance à former bouchon sur le pertuis de la sténose.

***Spasme de l'œsophage*** : Il se surajoute le plus souvent à une lésion irritative pariétale : excoriation, plaie, cicatrice. Mais d'autres fois il existe sans qu'il y ait aucune lésion de la muqueuse. Nous possédons 5 observations de contraction spamosdique de l'œsophage d'origine traumatique. Deux fois la sténose était localisée au niveau du cardia.

Chez L... (obs. 53) le spasme s'établit progressivement : huit mois après sa blessure le blessé ne pouvait conserver aucun aliment et vomissait une demi-heure après l'ingestion de ses repas. A l'examen œsophagoscopique, le tube n'était arrêté qu'au niveau du cardia ;

une cocaïnisation prolongée permettait de franchir l'obstacle avec le porte-coton. Un examen radioscopique ayant décelé la présence d'un volumineux éclat répondant à peu près au corps de la huitième vertèbre dorsale, en avant et à droite, on fut amené à penser que la contraction spasmodique du cardia était due à l'irritation du pneumogastrique au voisinage duquel le projectile était resté.

Dans l'observation 55, on retrouve encore un cas de spasme du cardia; mais cette fois le projectile est très haut situé (au niveau de la paroi postérieure du pharynx).

Le spasme de la bouche œsophagienne, ou tout au moins du bout supérieur de l'œsophage semble être le plus communément observé.

Dans l'observation 54 il n'y avait aucune inclusion de projectile; mais l'agent vulnérant (une balle) avait vraisemblablement effleuré la tunique externe de la paroi postérieure de l'œsophage.

Dans l'observation 56, l'œsophage ne semble pas avoir été intéressé, il y eut simplement séton transversal par balle, de la région moyenne du cou, et cela a suffi à l'établissement d'un spasme de la bouche œsophagienne. Quant à I... (obs. 57) il n'y avait pas à vraiment parler de spasme véritable, le cardia était un peu difficile à franchir; cette lésion était due aussi au passage d'une balle.

Ainsi, il s'agissait dans tous ces cas de projectiles ayant amené soit par leur passage, soit par leur présence des *lésions irritatives* pré ou péri-œsophagiennes avec atteinte secondaire du nerf *pneumogastrique*. Ces contractions spasmodiques ont toujours cédé à un traitement approprié. On comprend donc l'utilité de l'œsophagoscopie; puisque cet examen permet en même temps que la vérification des dires du blessé, l'établissement d'une thérapeutique rationnelle.

## CHAPITRE V

# PRONOSTIC

Si l'on s'en rapporte aux données précédentes, les plaies de guerre du larynx, de la trachée et de l'œsophage doivent être considérées comme *graves* dans la plupart des cas. En 1877, Witte avait réuni 124 observations de blessures du conduit laryngo-trachéal par armes à feu avec 53 décès; soit 42 p. 100 de mortalité. Hofmeister a trouvé qu'au cours de la guerre de 1870-71 il y eut 15 cas de guérison sur 43 blessures simples du larynx (35 p. 100) tandis qu'on n'a signalé aucune guérison de blessures compliquées. Hopmann, même avec l'emploi des méthodes modernes de traitement compte 33 p. 100 de mortalité.

Actuellement, il est permis d'affirmer qu'en ce qui concerne le *pronostic quoad vitam* les choses ont bien changé. Cette amélioration doit être mise sur le compte des soins perfectionnés susceptibles d'être appliqués à nos blessés. Notons toutefois qu'il existe toute une catégorie de traumatisés qui ne parviennent pas jusqu'à nous; nous voulons parler des cas de mort par commotion, par hémorragie, par asphyxie, par embolie gazeuse lorsque les grosses veines du cou sont lésées, ou bien par complications rapidement mortelles telles que : l'emphysème médiastinal, la broncho-pneumonie par infection descendante, le phlegmon diffus, la gangrène gazeuse, etc... Ces disparitions immédiates assombrissent bien le pronostic. Elles ne sont certainement pas compensées par les quelques blessés qui guérissent sans aucun traitement spécial et ne font que passer dans les formations chirurgicales de l'avant.

Quoi qu'il en soit, si le blessé a échappé aux risques des premiers jours, il n'en reste pas moins exposé à de *graves complications secondaires* : la suppuration, le voisinage d'un projectile créent parfois des ulcérations des gros vaisseaux. Une hémorragie secondaire peut emporter le malade comme le cas s'est produit pour Z... (obs. 3). De plus la broncho-pneumonie, la bronchite fétide, la gangrène pulmonaire sont toujours à craindre.

Nous avons vu en étudiant l'évolution des lésions de guerre laryngo-trachéales quelle gravité peut présenter une cicatrisation vicieuse de ces plaies : des sténoses s'établissent; créent des troubles difficilement réparables et nécessitent un traitement de longue durée. Il y a donc grand intérêt à contrecarrer le plus vite possible cette *tendance à la sténose*; on ne pourra mieux s'y employer qu'en instituant très rapidement une surveillance rigoureuse des lésions et un traitement endo-laryngé approprié. Nous ne craignons pas d'affirmer que ce sera de cette thérapeutique immédiate que dépendra tout l'avenir du larynx lésé.

# CHAPITRE VI

## TRAITEMENT

### A. — Traitement immédiat.

Il consiste surtout à combattre les symptômes les plus alarmants et parer aux dangers les plus pressants : l'asphyxie, la syncope, l'hémorragie.

Le blessé pris sur la ligne de feu sera transporté le plus souvent en *position assise* jusqu'à la formation chirurgicale avancée. Là, si nous soupçonnons l'existence d'une blessure du conduit laryngo-trachéal, il faudra avant toute chose immobiliser le malade et le garder au moins quelques heures sous une étroite surveillance, même s'il ne se plaint d'aucune gêne respiratoire. Cette précaution est d'une importance primordiale, car l'expérience a montré que l'asphyxie pouvait survenir soudainement quelques heures et même quelques jours après le traumatisme ; la *trachéotomie* s'imposerait alors d'urgence. Il est donc indispensable de placer le patient dès le début dans les meilleures conditions pour subir cette intervention. C'est pour cette raison que certains auteurs ont conseillé la *trachéotomie préventive* aussitôt le diagnostic fait, chaque fois qu'il y aurait à craindre des troubles dyspnéiques graves ultérieurs. Nous ne croyons pas qu'il faille en venir jusque là; les faits prouvent surabondamment que dans deux cas sur trois les choses s'arrangent sans cela. Cependant, la trachéotomie conserve ses *indications impérieuses* : en dehors de la constatation des symptômes d'un début d'asphyxie, lorsqu'il y a emphysème cutané étendu; écrasement, fracture comminutive du larynx ou de la trachée ou de larges délabrements laryngés.

Le blessé du larynx sera donc hospitalisé. La formation qui le recevra lui réservera une salle spéciale; comportant à portée de la main un outillage toujours préparé pour une trachéotomie d'urgence. Il y sera couché, la tête haute, légèrement infléchie sur le cou. Le diagnostic sera rapidement établi afin de ne pas provoquer la dyspnée par un examen trop prolongé. Des pulvérisations antiseptiques seront faites autour du lit du malade, sur la plaie même. Deux ou trois examens faits dans la journée renseigneront le médecin sur l'état des lésions et le degré de perméabilité de la glotte. L'œdème sera combattu par de larges enveloppements humides chauds, des pulvérisations phéniquées faites la bouche ouverte.

Ce sont là les précautions et soins qui excusent l'expectative; on pourra de cette manière différer une trachéotomie, l'éviter même dans bien des cas de sétons transversaux. C'est ainsi que le docteur Marcorelles, en 1914-15, à Toul, où il dirigeait le service de spécialité de la Place put, en s'entourant des précautions que nous venons d'énumérer, ne faire que deux trachéotomies sur six blessés du larynx qui lui furent amenés directement de la ligne de feu. Il s'agissait : chez les deux blessés trachéotomisés de larges délabrements de la face antérieure du cou avec bords flottants dans la lumière trachéale. Sur les quatre autres blessés on comptait trois plaies par balle et une par éclat d'obus; deux de ces blessés par balle furent bien suivis pendant trois semaines, la guérison fut parfaite, sans même laisser le moindre trouble de la motilité des cordes vocales. Chez un malade une balle avait traversé la glotte obliquement sans léser les cordes vocales; on voyait très nettement l'orifice d'entrée situé au-dessus de la corde vocale droite et l'orifice de sortie au-dessous de la corde vocale gauche.

Une fois décidée la *trachéotomie* sera faite aussi *basse* que possible, jamais *intercrico-thyroïdienne*. L'anesthésie locale par infiltration de novocaine au 1/100e suffira dans tous les cas, un peu de la solution sera injectée dans la trachée afin de diminuer le réflexe tussatoire lors de l'introduction du mandrin. La canule sera de gros calibre (au moins le no 5).

Lorsque les événements commanderont une intervention rapide ou de fortune si la plaie cervicale donne accès sur le canal aérien, on pourra provisoirement placer une canule dans l'ouverture ainsi créée. A défaut d'instrumentation spéciale, un drain rigide pourra rendre de grands services, sauver le blessé d'une asphyxie imminente, permettre un transport plus à l'arrière et créer la possibilité de l'intervention d'un spécialiste.

Quelques auteurs (Guisez, Moure) déconseillent fermement l'emploi de la laryngotomie inter-crico-thyroïdienne; si dans un cas exceptionnel, pressé par exemple par des phénomènes asphyxiques cette intervention est utilisée, il faut à tout prix ne pas en prolonger l'emploi. Il en résulte trop souvent de l'inflammation chronique de la commissure antérieure des cordes vocales (parfois même une synéchie); les aryténoïdes écartés, basculent en avant et deviennent un facteur sérieux de sténose.

La *trachéotomie* a-t-elle toujours suffi à rétablir le rythme de la fonction respiratoire? Oui, pour les traumatismes que nous citons, car il n'existe pas à notre connaissance de relation de cas d'asphyxie, chez un blessé du larynx, par brusque irruption de sang dans la trachée. Cette inondation bronchique devrait être immédiatement combattue par aspiration du sang au moyen d'un appareil spécial. On comprend que le malheureux qui se trouve dans ce cas-là est voué à une mort certaine et ne paraît même pas au poste de secours le plus avancé.

**La syncope** que nous indiquions comme susceptible d'être combattue en tant que symptôme alarmant est signalée dans plusieurs de nos observations. Les cas graves ont dû succomber sur place; car la respiration artificielle et la trachéotomie sont impraticables sur le terrain. Pour les cas légers dont nous avons connaissance le blessé raconte presque toujours avoir perdu la notion de ce qui se passait autour de lui pendant un temps variable : quelques minutes à quelques heures; ce sont là en réalité de petites syncopes prolongées par un état de shock plus ou moins prononcé. Le traitement qui leur convient est purement médical et consiste en piqûres d'éther, de caféïne, et révulsion.

Quant à l'**hémorragie**, pour les mêmes raisons elle est rarement observée abondante. Il s'agit généralement de petits vaisseaux facilement comprimés par un simple tamponnement. Le rétablissement de l'aération pulmonaire normale, par une trachéotomie, contribue largement à la diminution de l'hémorragie. Cependant, il faut malgré tout penser aux gros vaisseaux : une artère thyroïdienne supérieure aura pu par exemple être étirée dans sa gaine ; il faudra la rechercher et la lier car le flux hémorragique pourrait être beaucoup plus grave au cours des heures suivantes. Pendant l'hémostase on pourra maintenir la respiration au moyen du tubage pratiqué par la plaie; mais en général nous recommandons comme préférable une trachéotomie préliminaire.

*La suite du traitement dépend des circonstances* :

Lorsque la *blessure* est *compliquée* de destruction des cartilages ou d'infection commençante, il faut nettoyer la plaie, enlever les fragments de cartilage dénudés et dépourvus de périchondre, rechercher les débris vestimentaires ou les projectiles; réséquer les bords contus, supprimer par une *large exérèse* les lambeaux cutanés sphacélés et tamponner la cavité du larynx et de la trachée au-dessus de la canule avec de la gaze antiseptique (à l'ectogan, vioformée, iodoformée).

Ce *tamponnement* servira d'une part de moyen de défense contre les sécrétions de la plaie, la salive, les mucosités et débris alimentaires qui pourraient descendre dans les bronches basses, d'autre part d'attelle pour maintenir les parties constitutives de la charpente laryngée en bonne position. La mise en place de ce pansement se fera après anesthésie préalable de la muqueuse laryngée par badigeonnage avec la solution de cocaïne au 20°. On pourra avec avantage utiliser le tamponnement à la Mickulicz dit « pansement en panier ».

Puis, le malade sera couché en position assise, la tête penchée en avant comme le recommandait Fischer, ou bien tête et thorax en position basse.

L'*alimentation* se fera éventuellement par lavements nutritifs, par gavages au moyen de la sonde œsophagienne laissée à demeure ou mieux au moyen d'une sonde œsophagienne introduite par le nez deux fois par jour au moment des deux principaux repas. Le blessé B... (obs. 11) prenait ses repas tout seul, de la manière suivante : il s'introduisait une sonde uréthrale molle au niveau d'une narine, la faisait glisser sur le plancher nasal, puis dans le naso-pharynx, une sensation spéciale lui indiquait le franchissement de la bouche œsophagienne. C'est alors que le liquide nutritif pouvait être lentement poussé dans la sonde au moyen d'une grosse seringue. Deux de nos blessés (obs. 10 et 48) furent gastrostomisés avant leur arrivée au Centre de la X° Région ; un traitement endoscopique immédiat aurait vraisemblablement pu leur éviter cette opération.

Lorsque la *plaie* est fraîche, nette, à *bords non contus*, s'il y a perspective d'une réunion par première intention; il y a lieu d'envisager l'opportunité d'une *suture primitive.* Dans le cas le plus grave cette suture hermétique immédiate est faite de la façon suivante : plan par plan on commence par les couches les plus profondes de la plaie. Si l'œsophage est blessé on ferme cette plaie soigneusement, puis on rapproche les fragments de la lame postérieure du cartilage cricoïde par des points à la soie ou des treillis de catgut (Ménard), on passe ensuite à la paroi antérieure : suture du cartilage thyroïde (certains auteurs — Platt — recommandent de ne pas passer les fils dans la muqueuse) ; viennent enfin les muscles et la peau, leur réunion est faite aussi exactement que possible, on met des drains dans les coins de la plaie.

Quelques chirurgiens intervenaient de cette façon dans la pratique civile ; on comprend qu'ils aient été tentés d'utiliser le même procédé pour avoir une guérison rapide des plaies laryngées de guerre et obtenir le rétablissement pour ainsi dire immédiat de la fonction vocale. Les deux cas de suture immédiate que nous connaissons paraissent plutôt avoir été faits sur des incisions exploratrices (pour ablation d'esquilles) (obs. Hallopeau, voir historique, obs. 27) ; il s'agissait de sétons avec fracture des cartilages dans leur portion antérieure. Dans le cas Hallopeau ce fut le débridement des orifices latéraux qui mit à jour les lésions cartilagineuses sous-jacentes. Pour l'observation 27 on fit une incision médiane, sous anesthésie locale à la cocaïne, afin de régulariser une brèche trachéale et cricoïdienne antérieure.

Chez l'un de ces deux blessés (obs. 27) nous savons que les suites furent mauvaises : l'aphonie disparut bien en huit jours, mais chose plus grave une sténose s'établit progressivement et nous avons dû songer à une intervention sanglante. Pouvons-nous en conclure que la suture immédiate des plaies de guerre du larynx est à rejeter ? Le cas Hallopeau paraît avoir donné un résultat satisfaisant. Nous croyons cependant qu'il doit être considéré comme un cas d'exception et que de toute manière on ne doit jamais oublier que les sutures de cartilage ne prennent jamais en milieu septique ; qu'elles exposent à la formation de fusées purulentes profondes, de séquestres cartilagineux très étendus, de phlegmons et d'œdème de la glotte.

Lorsqu'on voudra *surveiller* de très près la cicatrisation endo-laryngée, il faudra laisser le larynx grand ouvert et créer d'emblée une *stomie*. Richard dans le travail de Moure et Canuyt (*Revue de Chirurgie*, 1917) rapporte quelques cas malheureux : l'enseignement qu'il en tire : c'est qu'il faut à tout prix séparer la plaie cervicale des voies aériennes inférieures. La *laryngostomie* pratiquée d'emblée, la mise en place d'une canule et le tamponnement au-dessus de la canule lui paraissent être le seul moyen d'obtenir ce résultat.

Nous pensons que pareille intervention offre bien des dangers si elle est faite dans un milieu très septique ; toutefois, si nous désirons que la plaie soit débridée au même titre qu'une plaie infectée d'une autre région, une *crico-trachéostomie* donnera à notre avis un jour suffisant pour le tamponnement sus-canulaire, permettra une surveillance effective de toute la région sous-glottique et n'empêchera pas ultérieurement, en cas de nécessité et après refroidissement des lésions d'établir une laryngo-trachéostomie typique.

La *thryrotomie médiane* n'aura d'indication qu'au cas de plaie externe minime (séton) sans réaction inflammatoire mais avec graves symptômes de dyspnée laissant supposer des lésions profondes étendues. Cette intervention en ouvrant largement le larynx permettra de réparer et de régulariser les dégâts intra-laryngés. On fermera l'incision exploratrice, mais il faudra dans certains cas, pendant quelques jours instituer le port d'une canule et maintenir une trachéotomie de sûreté.

Assez souvent, le chirurgien connaîtra l'existence d'un *corps étranger* resté inclus dans la cavité ou autour du larynx. Nous avons rapporté dans le chapitre précédent un cas d'extraction de projectile par les voies naturelles sous le contrôle du miroir (obs. 20). Il est préférable de pratiquer cette ablation *sous laryngoscopie directe* en position couchée, tête basse; afin d'éviter que pendant les manœuvres le projectile ne tombe plus bas. Il serait aussi plus prudent d'établir antérieurement une trachéotomie. En réalité, dans la plupart de nos observations on eut recours le plus souvent à l'intervention externe. Rappelons que les corps étrangers situés au voisinage du récurrent ou du paquet vasculo-nerveux devront être extraits d'une façon tout à fait précoce. Glas a cité (voir historique) un cas de paralysie récurrentielle guéri de cette manière. Notre observation n° 3 a montré que l'existence d'un projectile pré-carotidien pouvait amener une *ulcération de la carotide* primitive et de la jugulaire interne.

Quant aux blessés chez lesquels l'hémoptysie aura été arrêtée, les sécrétions laryngées et trachéales expulsées au dehors, la respiration libre, il sera permis de s'abstenir provisoirement de toute intervention. Un simple examen au miroir de temps à autre montrera de quelle façon la cicatrisation se fait. Les synéchies, palmures, adhérences pourront être rompues sous le porte-coton. L'infiltration des cordes vocales sera traitée par badigeonnages avec une solution de nitrate d'argent au 50$^{e}$; de plus, le traitement médical sera continué et on emploiera largement les pulvérisations phéniquées ou les inhalations.

### B. — **Traitement éloigné.**

C'est le traitement qui sera appliqué à des plaies cicatrisées en partie ou en totalité. Les principes directeurs de cette thérapeutique consisteront surtout en la récupération pour le blessé : 1° d'une respiration buccale suffisante, 2° d'une perméabilité œsophagienne durable.

Deux grandes classes de traitements nous permettront d'intervenir efficacement pour l'obtention de ces résultats. Ce sera d'une part le traitement endoscopique, d'autre part le traitement chirurgical externe.

### I. — **Traitement endoscopique.**

Il s'applique indifféremment au larynx et à l'œsophage. Nous l'avons vu utiliser 13 fois pour l'œsophage, 17 fois pour le larynx ou la trachée.

Sous laryngoscopie ou trachéoscopie directes, avec simple anesthésie par badigeonnage de cocaïne au 1/10e on a pu réséquer au moyen de la *pince emporte pièce* spéciale : des palmures, des *synéchies*, des *brides cicatricielles* des cordes vocales ; des *valvules* sous-glottiques et trachéales et parfois de véritables *diaphragmes* cicatriciels comme dans le cas de notre observation n° 44. Ces diverses interventions furent suivies de séances de *bougirage* plus ou moins espacées; des sondes œsophagiennes en gomme dure furent utilisées à cet effet. Plusieurs malades qui purent être revus un an après la fin de leur traitement montrèrent une guérison maintenue parfaite sans aucune récidive.

Les **lésions œsophagiennes** cicatricielles et spasmodiques furent traitées par la dilatation méthodique ou forcée, avec le contrôle de l'œsophagoscopie pour les premières séances. Dans un seul cas (obs. 48) on eut à intervenir avec la pince : il s'agissait de réséquer une sorte de diaphragme perpendiculaire à l'axe du conduit alimentaire avec petit pertuis placé au voisinage de sa circonférence; d'ailleurs, même pour ce malade, la guérison ne fut définitivement obtenue que par des séances de dilatation.

La *dilatation méthodique* fut faite toujours sous anesthésie locale. Les bougies, soigneusement huilées, étaient poussées sans trop forcer au travers du rétrécissement; la dernière sonde restait en place de 15 à 30 minutes; les fois suivantes on tachait de gagner 2 ou 3 numéros; les séances se répétaient deux fois par semaines jusqu'à l'obtention du passage des nos 45 à 50.

Quant à la *dilatation forcée* elle trouva son application pour le traitement des sténoses spasmodiques : on introduisait tout d'abord une sonde n° 20 par exemple, puis, s'en servant comme conducteur on glissait à côté une autre sonde de même calibre; on pouvait ainsi placer trois sondes dilatant l'œsophage au maximun et qu'on laissait en place une heure environ. On a pu dans certains cas introduire assez facilement 3 bougies n° 30. Nous ne connaissons pas de cas où l'on dut employer l'œsophagotomie interne sous œsophagoscopie.

Chez un de nos blessés (obs. 10) on pensa à recourir à la *dilatation électrolytique circulaire de Newman* : il s'agissait de lésions laryngées mises à ciel ouvert (laryngostomie) la dilatation caoutchoutée ne donnait aucun résultat durable, l'électrolyse ne fut pas plus heureuse.

Il faut bien se dire que toutes ces manœuvres endoscopiques ne guérissent en réalité que lorsqu'il s'agit de lésions peu marquées : brides peu épaisses, palmures, valvules, végétations polypeuses; toutefois, si le malade est trachéotomisé on peut oser davantage : c'est ainsi que la *dilatation rétrograde* fut essayée sur un de nos malades avant son arrivée au Centre (obs. 1); elle n'amena d'ailleurs aucune amélioration. Rappelons à ce propos qu'il existe les instrumentations spéciales de Thost, Huchermann, Germak et Bruns pour cette voie-là et que les Allemands emploient volontiers les tiges en fer ou les bougies en gomme durcie et en ébonite de Von Schrötter pour la voie directe. L'utilisation des canules dilatatrices n'a pas été signalée au cours de cette guerre; un modèle récent, la canule cheminée de Dufourmentel, semblerait cependant pouvoir rendre quelques services.

Les Anglais font habituellement de l'intubation et nous avons rapporté le cas d'une blessure du larynx par baïonnette traitée et guérie de cette manière par J. Broeckaert (Belge) ; encore doit-on remarquer qu'on ne peut employer cette méthode que dans les cas de sténoses laryngiennes et trachéales hautes.

Garel a utilisé des *dilatateurs* à trois branches qui dans certains cas lui ont servi à amorcer une dilatation caoutchoutée interne ultérieure.

Sargnon emploie aussi la *dilatation caoutchoutée interne*, mais dilate de bas en haut car il trouve que le dilatateur introduit de haut en bas n'agit pas ou agit mal sur le segment cricoïdien inférieur. En somme, toutes ces interventions non sanglantes ou presque par les voies naturelles n'ont d'indication que sur des sténoses faiblement cicatricielles car dans les formes graves le traitement doit être avant tout chirurgical externe.

## II. — **Traitement chirurgical externe.**

Ce traitement, appliqué aux traumatismes de guerre du larynx, de la trachée et de l'œsophage n'affecte pas un caractère bien spécial s'il se cantonne dans des interventions exo-laryngées : débridements, ablations de séquestres cartilagineux et de corps étrangers ; une connaissance approfondie de la topographie de la région permettra d'éviter : 1° des lésions traumatiques chirurgicales sur le paquet vasculo-nerveux et le récurrent,

2° la pénétration des cavités laryngée, trachéale et œsophagienne. Mais, si une plaie fistuleuse communique directement avec la cavité laryngée, si l'endocospie a révélé l'existence de lésions inflammatoires ou cicatricielles étendues, certaines interventions spéciales s'offrent à nous comme particulièrement efficaces.

Ces interventions ont toutes pour but de donner un accès direct sur les lésions. Le larynx et le bout supérieur de la trachée peuvent être ouverts temporairement, on a alors une laryngo-fissure ou une laryngo-trachéotomie; ou bien ces conduits sont conservés dilatés avec plus ou moins large accès cervical et cela constitue la stomie à siège et étendue divers : laryngostomie, laryngo-trachéostomie, trachéo-cricostomie.

*Des laryngo-fissures* : Leur définition n'a jamais été bien précisée; les uns confondent : thyrotomie médiane, laryngotomie et laryngo-fissure D'autres auteurs nomment laryngo-fissure l'incision médiane de tous les cartilages du larynx et de la membrane crico-thyroïdienne. Enfin quelques laryngologistes (Bruns, Hofmeister) conçoivent la laryngo-fissure comme une laryngotomie totale avec ouverture longitudinale et médiane de tout le larynx pouvant s'étendre éventuellement jusqu'à la membrane thyro-hyoïdienne et à l'épiglotte.

Toutes ces distinctions ont bien peu d'importance. Il suffit de savoir que la simple ouverture du larynx, avec suture immédiate, conserve des indications précises chez les traumatisés de guerre; qu'elle est suffisante lorsqu'on a des lésions non susceptibles de récidiver après l'excision et lorsque la réaction inflammatoire peu marquée, ne laisse pas craindre l'apparition d'un œdème de la muqueuse endo-laryngée.

Chez trois hospitalisés de la Xe Région, on eut l'occasion d'intervenir de cette manière (obs. 3, 6, 21). Dans le premier cas il y avait projectile para-laryngé (précarotidien) avec fistule ouverte dans la sous-glotte les lésions cervicales étaient entièrement cicatrisées. Chez le deuxième il s'agissait d'une plaie fongueuse d'un ventricule avec corps étranger inclus sous la corde vocale. Quant au dernier il a suffi de lui inciser les trois premiers anneaux trachéaux ce qui donna un jour suffisant pour l'extraction d'un projectile situé sous la muqueuse de la paroi trachéale postérieure. Enfin, le docteur Guisez a pu récemment, chez un soldat (il ne s'agissait pas d'un traumatisme de guerre) utiliser la laryngo-fissure pour pratiquer la résection sous-muqueuse d'un aryténoïde qui luxé en avant, avait entraîné toute la muqueuse du ventricule laryngé, créant ainsi un véritable bouchon sus-glottique.

La *laryngo-fissure* ne va pas sans dangers (œdème, emphysème sous-cutané, asphyxie) et en somme les conditions nécessaires à son emploi se trouvent assez rarement réunies chez le blessé du larynx, surtout chez le blessé ancien où les lésions une fois corrigées, demandent à être surveillées de très près. Les stomies laryngo-trachéales répondent mieux à cette nécessité.

### *Laryngostomie. — Trachéo-laryngostomie. — Trachéo-cricostomie.*

Sargnon définit en bloc ces diverses interventions : des opérations qui consistent dans la mise à l'air du larynx et de la partie supérieure de la trachée d'une façon permanente ou temporaire (temporaire de longue durée) avec ou sans dilatation.

C'est la nécessité comprise par de nombreux opérateurs, de laisser le larynx ouvert pendant tout le temps nécessaire à la guérison des lésions qui amenèrent les écoles allemandes et italiennes à employer la laryngostomie presque simultanément. Ruggi en 1898, aurait fait la première opération de ce genre chez un canulard de cinq ans porteur d'un papillome récidivant du larynx. Mais on peut dire qu'en matière de sténoses cicatricielles c'est Killian qui dès 1906 a employé la méthode avec dilatation caoutchoutée. En France, Sargnon a précisé la technique et les indications de la laryngostomie dans les sténoses cicatricielles. Le professeur A. Broca, à la Société de Chirurgie de Paris (1908) a appelé cette opération avec dilatation caoutchoutée : « la méthode de Killian-Sargnon ».

Au cours de la guerre, cette intervention a été pratiquée assez largement à Lyon, à Bordeaux et à Rennes. Au centre de la X$^{e}$ Région, le docteur Guisez a opéré 10 blessés avec des résultats très encourageants bien que la méthode n'ait pas été curative dans tous les cas. Le docteur Marcorelles a pratiqué récemment une trachéo-cricostomie.

Chez nos traumatisés, le principe directeur de ces interventions consistait essentiellement à ouvrir le larynx sur la ligne médiane à l'endroit où l'endoscospie laissait supposer le siège des lésions. Plusieurs fois, la cavité laryngée fut entièrement exposée par la section antérieure de tous les cartilages y compris les trois ou quatre premiers anneaux de la trachée (trachéo-laryngostomie).

Dans tous les cas, le *diagnositc* fait sous le tube fut

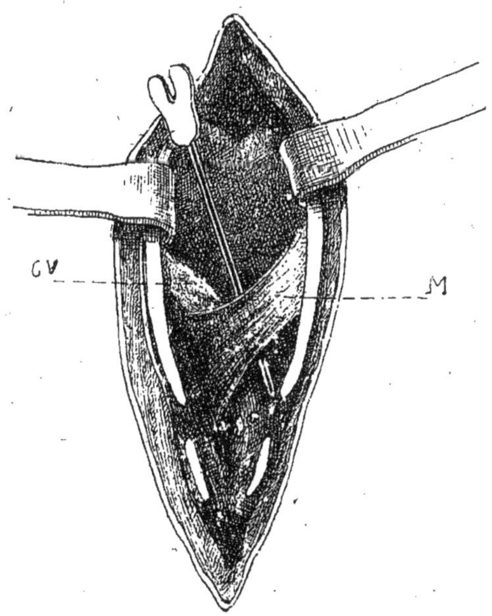


Fig. 12. — Laryngostomie montrant une bride cicatricielle M allant de de la région sous-glottique droite à la corde vocale gauche (obs. 7).

confirmé à l'ouverture du larynx et l'opérateur put se rendre compte de l'étendue à donner à l'incision. Chaque fois qu'on se trouva en présence d'un canulard l'incision fut systématiquement poussée jusqu'à l'ouverture trachéale.

En général, chez les blessés de guerre du larynx ou de la trachée, l'emploi des stomies laryngo-trachéales est justifié par les considérations suivantes :

Le plus souvent il s'agit de *sténoses crico-trachéales*, l'infiltration cicatricielle occupe une hauteur variable de la cavité laryngée; des *brides* (fig. 12) et des adhérences doivent être réséquées. Mais nous savons qu'à l'exemple des sténoses post-diphtériques, post-typhiques et syphilitiques tertiaires, toutes ces lésions sont susceptibles de récidive et que seule la *dilatation caoutchoutée* peut en venir à bout. D'autre part, à côté de ces sténoses définitivement constituées et refroidies il existe des occlusions par bourgeons et *plaies fongueuses* intralaryngées. Ces *réactions inflammatoires* répondent le plus souvent à la présence d'une fistule que seule l'extériorisation de la muqueuse endo-laryngée peut nous permettre d'aborder. Ces fistules, parfois laryngo-œsophagiennes, sont entretenues le plus souvent par un *séquestre cartilagineux* dont la résection sous-muqueuse s'impose et il faut à tout prix surveiller et diriger la consolidation des lésions, la durée et le pronostic de la dilatation restant toujours dans ce cas fonction de l'intégrité du squelette laryngé.

D'autres fois, sans qu'il y ait véritablement cicatrisation vicieuse, le larynx prend un aspect granuleux avec œdème plus ou moins marqué de la muqueuse, les cartillages aryténoïdes compris dans la zone inflammatoire voient leur articulation crico-aryténoïdienne s'ankyloser. Il s'ensuit une immobilisation de la corde correspondante en adduction. Cette lésion, susceptible lorsqu'elle est bilatérale de créer une sténose fonctionnelle grave réclame le traitement préconisé par Ivanof et modifié par Sargnon et Toubert : la *résection sous-muqueuse* partielle (les apophyses vocales et musculaires sont respectées) de l'aryténoïde en cause, avec ventriculectomie du même côté ; le tout après l'établissement au début de la séance opératoire d'une laryngostomie et continué par la dilatation caoutchoutée. Cette opération fut exécutée en partie sur notre blessé O... (obs. 8). Le docteur Guisez a pu l'appliquer d'une façon complète à un malade en utilisant une simple laryngo-fissure; le sujet est à l'heure actuelle complètement guéri.

La *technique opératoire* employée au Centre de la X^e^ Région ne diffère pas de celle décrite dans les traités récents de laryngologie, sa *bénignité* est constante parce qu'employée sur des lésions refroidies. Il existe une instrumentation spéciale et cependant nous avons vu que de bons bistouris et des écarteurs de Farabeuf suffisaient bien des fois. Toutefois, pour l'incision du cartilage thyroïde, parfois ossifié, il est bon d'avoir à sa disposition une cisaille d'un modèle quelconque (Liston, Moure, Vézien).

L'*anesthésie locale* par infiltration de novocaïne au 1/100$^e$, adrénalinée, nous a toujours semblé être la méthode de choix; elle se complète par le badigeonnage de la cavité laryngo-trachéale avec la solution de cocaïne au 1/10$^e$. Lorsqu'on eut recours à l'anesthésie générale, ce fut pour des dégâts très étendus, comportant en outre des lésions péri-laryngées (gaine des vaisseaux) et dans ces cas l'anesthésie intra-trachéale par la méthode de l'intubation a rendu les plus grands services (Guisez, *Paris-Chirurgical*, janvier 1917).

Une *hémostase* bien conduite permet d'éviter l'introduction du sang dans la trachée ; un écarteur appuyé sur un des bords de la plaie suffit à maintenir la béance de la plaie opératoire ; il n'est donc pas nécessaire de placer une canule. Lorsqu'on aborde le tissu fibro-cicatriciel il faut autant que possible réséquer tout ce qu'on peut. Moure supprime délibérément cordes vocales et bandes ventriculaires. Nous pensons qu'au niveau de la paroi postérieure de la gouttière laryngo-trachéale la prudence est fortement indiquée, qu'il faut autant que possible respecter le chaton cricoïdien ou tout au moins les esquilles de ce cartilage, qu'une sonde œsophagienne placée dans l'œsophage peut, dans certains cas, en limitant mieux cet organe empêcher l'effraction opératoire de la paroi antérieure de ce conduit.

La peau est adossée à la muqueuse endo-laryngée au moyen de quelques points de soie forte ou de gros catgut. Moure, comme Ruggi et Canapele, ne suture pas, et nous nous demandons si l'épidermisation des bords de la stomie n'est pas de ce fait retardée.

Comme modification à la technique généralement employée, le docteur Guisez dans ses dernières laryngostomies *n'a pas tamponné* la cavité laryngée (exemple : obs. 9). Il pense que le *sphacèle* de la période de début est certainement dû en grande partie à la compression.

d'un pansement forcément serré pour qu'il puisse tenir en place et dont la présence occasionne des troubles circulatoires locaux : le sphacèle de la muqueuse endolaryngée et la nécrose partielle des cartilages sous-jacents en seraient des manifestations. Les tamponnements par « pansements à la Mickulicz » ne sont commencés qu'au 5e jour. Cette technique prévient dans une certaine mesure les complications pulmonaires signalées à la période de début par différents auteurs. Sargnon et Thévenot ont cru que le sphacèle était dû à une infection descendante du pharynx, ils prétendaient à sa nécessité pour créer la place du drain. Nous croyons que c'est là un processus dont il faut éviter l'apparition et surtout l'extension. A ce propos nous signalerons qu'à plusieurs occasions nous dûmes intervenir pour des sécrétions trachéo-bronchiques fétides. Les injections massives intra-trachéales et intra-bronchiques d'huile gomménolée à 5 ou 10 p. 100 pratiquées suivant la technique du docteur Guisez (*Gazette des Hôpitaux*, mai 1910) nous ont donné de très bons résultats. Dans le cas où il existait une trachéotomie les choses étaient bien simplifiées : il fallait cependant procéder à l'anesthésie préalable de la trachée en injectant quelques centimètres cubes (2 à 5) d'une solution de novocaïne au 1/50e

En tous les cas, dès la fin de la première semaine il se crée un bourgeonnement intense; la muqueuse endolaryngée perd son aspect blanchâtre pour devenir tomenteuse, saignante, suintante. Les fils coupent la peau, on les supprime peu à peu; les bords de la stomie participent aussi au bourgeonnement. La peau est rouge, épaissie, le cartilage sous-jacent est douloureux, ce qui correspond au processus de la périchondrite. Les pansements sont renouvelés tous les jours, il est recommandé de les faire dans une pièce bien chauffée, l'air froid est pénible pour ces malades. La surveillance de la plaie

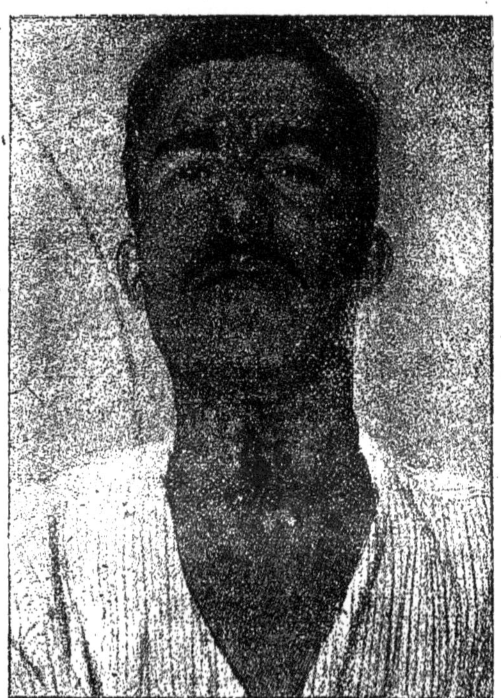

Fig. 13. — Plaie de laryngostomie 1 mois après l'opération.

opératoire doit s'exercer sur les bourgeons et les fongosités : le nitrate d'argent, le chlorure de zinc et la curette trouvent ici leur emploi.

Lorsque les bords de la plaie sont parfaitement cicatrisés (cela se place au milieu du premier mois) la *dilatation caoutchoutée* peut être commencée (fig. 13). Le docteur Guisez n'a pas utilisé très souvent le dispositif de Fournier (tube de caoutchouc embroché par la canule). Il préfère l'emploi immédiat d'un gros drain à parois épaisses. Ce drain enduit d'ambrine est certainement mieux supporté. S'il existe une certaine incontinence du pharynx inférieur (exemple : obs. II) le bout supérieur du tube préalablement arrondi est obstrué avec une petite mèche bien tassée, une fenêtre est alors disposée au niveau de la paroi antérieure du drain et permet la respiration. On sait que c'est surtout la dilatation caoutchoutée qui guérit les lésions, le tissu cicatriciel fond sous l'usure du caoutchouc, les œdèmes secondaires disparaîssent aussi.

Quelques praticiens se sont efforcés de perfectionner ce temps; le plus utile. On connaissait le dispositif de Cheval et Labarre, le caoutchouc entouré de gaz de Melgi et Cagnola, le tube de caoutchouc avec épiglotte artificielle de Héryng, le drain à double ailette de Moure, transformé depuis la guerre en drain à crête métallique amovible. Il faut ajouter la méthode préconisée par Sargnon; procédé mixte : caoutchouc entouré de gaz, elle-même entourée de gutta, le tout solidement fixé à la canule. A. Jouty d'Oran (*Presse médicale*, 10 septembre 1917) a imaginé une instrumentation comprenant : un tube de caoutchouc monté sur une canule spéciale en forme de T et quelques pièces accessoires permettant : 1° de maintenir les dimensions de la stomie cervicale; 2° d'appliquer par une plaque malléable fixée à la canule en T un léger pansement destiné à recouvrir la plaie.

Toutes ces méthodes se ressemblent. Il faut dilater, c'est un fait, mais *dilater avec prudence*. Déjà en 1908, Sieur (*Revue de Chirurgie*, 3 juin) pensait que plus les accidents laryngés étaient graves, moins il fallait se hâter. Chez plusieurs de nos malades nous avons dû cesser de temps à autre et en particulier sur notre blessé B... (obs. II) : nous avons été averti à plusieurs reprises par de l'empâtement péri-laryngé et péri-trachéal avec poussée fébrile subite que les espaces cellulaires du cou et peut-être même le médiastin participaient dans une certaine mesure à ces réactions inflammatoires.

Ainsi, lentement la cavité laryngo-trachéale se refait en se moulant véritablement sur le drain de caoutchouc. Le calibre à obtenir varie avec les individus et se place généralement entre les n° 45 et 50 de la filière Charrière. Lorsqu'après plusieurs mois d'expectative on est en droit de penser que les lésions sont définitivement guéries ou que la sténose ne marque plus aucune tendance à se reproduire, il ne reste plus qu'à fermer la stomie par une laryngo-trachéoplastie.

Plusieurs procédés opératoires, dits « *plastiques par doublure* » sont à notre disposition : Velpeau dès 1832 employait déjà un lambeau cutané enroulé sur lui-même ; actuellement on utilise généralement les techniques de Berger, Glück, ou de Mourc. La première, très nettement préférée par le Centre de la X$^{e}$ Région a l'avantage de ne créer qu'une cicatrice médiane ; toutes les fois que nous l'avons vu employer il y eut réunion par première intention. Glück et Moure (thèse de Rezoul, 1908) utilisent un procédé à double lambeau analogue à celui employé pour guérir l'hypospadias. Cette méthode très rationnelle nous a pourtant fourni un insuccès (obs. 7); il y eut sphacèle du lambeau interne ; quelques auteurs reprochent en outre à cette plastique la multiplication des cicatrices.

Cependant, les plaies de guerre du larynx et de la trachée ne créent pas toujours des lésions pour application typique de la laryngostomie. La dilatation la mieux conduite peut rester sans résultat. C'est ainsi que chez deux de nos malades (obs. 10 et 11) les lésions étaient trop étendues : la région postérieure cricoïdienne, abrasée par le projectile ou éliminée sous forme de séquestre ne soutenant plus le reste de la charpente laryngée il se produisit pour l'un deux (obs. 10) une sorte de bascule vers la ligne médiane des deux parois latérales du larynx et pour l'autre une véritable hernie du bout supérieur de l'œsophage dans le larynx (fig. 14). Malgré une dilatation prolongée, force nous fut de nous rendre compte de notre impuissance ; la cavité laryngée tendant toujours à se combler.

Ces deux blessés que nous ne comptons plus parmi nos hospitalisés devaient vraisemblablement tirer quelque bénéfice d'un traitement par *plastique cartilagineuse*. D'ailleurs, si au cours de cette guerre les greffes maxillo-faciales pratiquées par notre maître le professeur Sébileau et par Morestin sont remarquables, les quelques travaux qui ont traité de cette question au point de vue laryngologique sont déjà anciens.

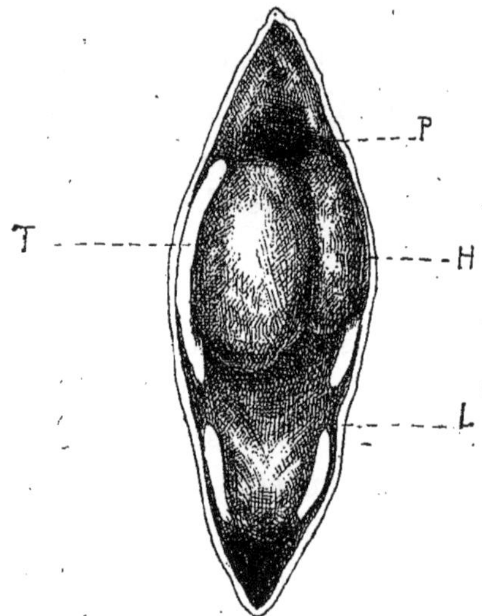


Fig. 14. — Obs. 11. — H, double hernie de l'œsophage; P, pharynx ; T, coupe du cartilage thyroïde ; L, cavité laryngée.

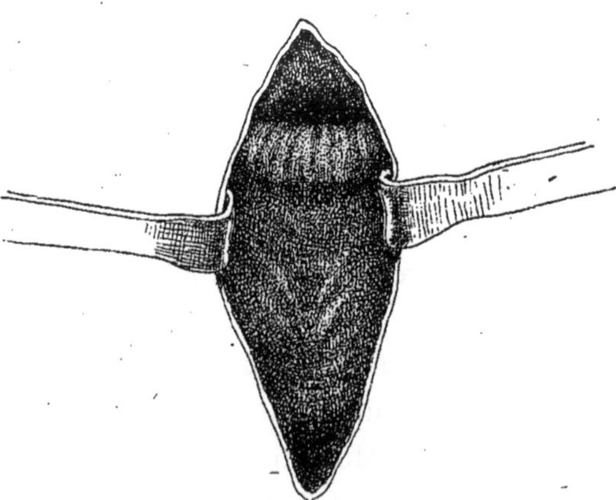

Fig. 14'. — Obs. 11 : après deux mois de traitement; bouche de l'œsophage faisant hernie dans la plaie.

Schimmelbusch (1893) dans un cas où la plastique cutanée attirée au cours des grandes inspirations dans la lumière trachéale provoquait l'asphyxie a détaché un lambeau de périoste du sternum et après rabattement, l'a inclus au niveau de la perte de substance ; il put de cette manière reconstituer entièrement toute la paroi antérieure cricoïdienne et trachéale supérieure.

Photiades et Lardy (1893) employèrent le périoste de la clavicule dans un cas semblable.

Mangoldt (1900) cité dans le rapport de Mauclaire (*Société de Chirurgie*, 13 septembre 1916) a utilisé des cartilages costaux pour réparer des pertes de substance du larynx et de la trachée et faire une cure radicale de papillome récidivant.

Gobell (1906) fit une intervention analogue sur un enfant de huit ans possédant une sténose cicatricielle de la trachée et disposa deux greffes latérales qu'il rabattit ensuite sur la ligne médiane.

König fit une réfection de la trachée au moyen d'un lambeau cartilagineux pris sur une lame thyroïdienne.

Navratil alla même jusqu'à employer un fragment osseux du tibia pour réparer une grosse perte de substance de la trachée.

Nous n'avons pas eu l'occasion de voir pratiquer chez des blessés de guerre des résections segmentaires pour sténoses trachéales ou juxta-cricoïdiennes. Cette opération préconisée par de nombreux auteurs fut discutée à la Société Belge de laryngologie en juin 1903 et quelques mois avant la guerre dans le rapport de Sargnon à la Société Française de laryngologie (Mai 1914).

Quoi qu'il en soit, la *laryngostomie* et la *laryngo-trachéostomie* restent dans les sténoses graves de guerre du larynx l'intervention de choix. La proportion de guérisons complètes au point de vue respiratoire est fort élevée. Au point de vue vocal il persiste toujours un peu de raucité de la voix. Quant aux insuccès totaux, il faut en rapporter la cause aux lésions étendues du cricoïde et surtout celles de la région postérieure de ce cartilage; lésions qui amènent un affaissement définitif de la cavité laryngée et créent un pronostic beaucoup plus grave que par exemple la mutilation large du cartilage thyroïde, au niveau de la Pomme d'Adam.

## OBSERVATIONS

**Obs. 1.** — *Séton par balle de la région antérieure du cou. Large bride cicatricielle de la glotte. Trachéo-laryngostomie. Guérison.*

D... Maurice, du 79ᵉ régiment d'infanterie fut blessé à Maison-Blanche près d'Arras le 9 mai 1915. Une balle pénétra à droite sur la face externe du cartilage thyroïde à 1/2 centimètre de son bord supérieur puis sortit à gauche immédiatement en avant du paquet vasculo-nerveux sur le même plan horizontal que l'orifice d'entrée. L'aphonie fut instantanée, l'air pénétrant en sifflant par l'orifice d'entrée il y eut une abondante hémoptysie et la gêne respiratoire s'intalla progressivement. Le diagnostic de blessure grave du larynx s'imposait et le blessé se trouvait dès le 11 novembre hospitalisé à Paris dans le service du docteur Gosset au Lycée Buffon. Devant des symptômes d'asphyxie imminente on pratiqua d'urgence une trachéotomie : les jours suivants des tentatives de dilatation avec bougie furent faites par la voie rétrograde, le malade n'en tira aucun bénéfice.

Fut évacué sur Pontorson le 1ᵉʳ octobre puis sur le conseil du docteur P. Duval nous fut adressé le 25 octobre 1915.

*Examen à l'entrée* : le blessé est porteur d'une canule.

*Laryngoscopie directe* : On trouve une synéchie de la commissure antérieure des cordes vocales par une bride qui passe de la partie antérieure de la corde vocale droite au tiers moyen de la corde vocale gauche. On note une disparition à peu près complète de la corde vocale gauche dans ses 2/3 antérieurs. Il existe même un petit polype inséré sur le bord libre du 1/3 postérieur de cette corde.

Le 29 octobre : La sténose aurait tendance à s'accentuer, on fait une trachéo-laryngostomie : opération sous anesthésie locale par infiltration (novocaïne au 1/100) : le larynx est ouvert du bord supérieur du cartilage thyroïde jusqu'à l'ouverture trachéale : On résèque les brides qui sont formées de tissu cicatriciel et qui non seulement unissent la corde vocale gauche à la droite mais encore comblent un assez large espace de la sous-glotte dans sa partie antérieure : la corde vocale gauche en partie détruite est enlevée en totalité avec le tissu fibro-cicatriciel qui l'engaine.

Le 5 janvier 1916 : La dilatation caoutchoutée est supprimée depuis 15 jours; la corde vocale droite est entièrement dégagée, seule une légère synéchie l'unit au niveau de la commissure antérieure au tiers moyen de l'insertion de la corde vocale gauche. La respiration est bonne mais la voix haute reste légèrement rauque.

Le 13 janvier 1916 : L'orifice restant est fermé par plastique cutanée selon le procédé de Berger.

Le 12 mars 1916 : Guérison définitive ; l'examen du larynx montre la corde vocale droite encore épaissie mais par contre la cavité laryngée est entièrement libre.

Fait sortant avec convalescence, maintenu service armé.

**Obs. 2.** — *Plaie borgne de la région latéro-laryngée gauche par éclat d'obus. Œdème tardif de la glotte. Trachéotomie. Trachéo-laryngostomie pour extraction du projectile. Ablation de fragments de cartilage nécrosé et curettage du ventricule laryngé gauche. Guérison.*

D... Henri, caporal au 10e d'infanterie fut blessé le 23 juin 1915 à Nieuport par un éclat d'obus ayant pénétré de bas en haut le long du bord gauche du larynx à la hauteur de la membrane crico-thyroïdienne. L'aphonie fut immédiate mais il n'y eut pas d'hémoptysie. Cependant étant donné le peu d'étendue des lésions apparentes quelques pansements externes eurent vite raison de la plaie cervicale.

Evacué sur l'intérieur pour aphonie persistante, ce malade entre au Centre laryngologique de la Xe Région le 17 septembre 1915.

*Examen à l'entrée* : Aphonie consécutive à blessure du larynx, durant depuis trois mois et s'accompagnant depuis quelques jours de dyspnée d'effort : La plaie cervicale est fermée et ne laisse qu'une minuscule cicatrice blanchâtre.

*Laryngoscopie indirecte* : Les cordes vocales sont rouges et infiltrées, la corde vocale gauche est légèrement œdématiée et peu mobile.

Le 25 septembre 1915 : Une radiographie indique qu'il existe un corps étranger de la grosseur d'un petit pois paraissant logé à deux centimètres à gauche de la ligne médiane à la hauteur du 5e espace intervertébral.

Le 27 septembre 1915 : La dyspnée s'accentue par extension de l'œdème à toute la glotte, on fait une trachéotomie basse et profitant de l'anesthésie locale on tente de trouver le projectile qu'on suppose placé tout contre la face latérale gauche du cartilage thyroïde à la hauteur de son bord supérieur. L'éclat n'est pas extrait.

Le 18 novembre 1915 : Le malade ne peut se passer de sa canule, la glotte est toujours œdématiée surtout au niveau du ventricule laryngé gauche. Le même jour : trachéo-laryngostomie (anesthésie générale chloroformique). Incision du cricoïde et du thyroïde, œdème étendu à toute la glotte ; la corde vocale gauche est tuméfiée et immobilisée. Fistule dans le ventricule laryngé gauche. Le projectile est découvert sous la muqueuse du ventricule laryngé gauche, on ramène avec la curette du fond de cette même cavité des fragments de cartilage nécrosé. On panse avec une longue mèche sans tamponner. Les jours suivants il persiste de l'œdème chronique et du gonflement de toute la région glottique surtout à gauche. Il est impossible de décanuler le malade. La dilatation caoutchoutée intermittente fait tomber peu à peu l'œdème et rétablit la perméabilité du larynx.

Le 18 mars 1916 : La corde vocale droite a retrouvé toute sa mobilité, la gauche ne se met pas en adduction complète (adhérences du ventricule) ; l'abduction est parfaite.

On ferme la plaie externe par plastique cutanée suivant le procédé de Berger.

Le 15 avril : Le malade respire parfaitement et a retrouvé sa voix normale.

**Obs. 3.** — *Tumeur végétante intra-laryngée consécutive à plaie par éclat d'obus. Hémiplégie laryngée gauche. Trachéotomie. Laryngotomie. Extraction d'un corps étranger pré-carotidien. Ulcération du paquet vasculaire. Mort par hémorragie veineuse malgré ligature de la carotide primitive.*

Z... du 1er régiment étranger fut blessé le 7 octobre 1915 à Souain par un éclat d'obus ayant pénétré à droite au niveau du tiers inférieur du cartilage thyroïde pour se loger profondément dans le cou à gauche. A été soigné dans diverses formations puis dirigé le 28 décembre 1915 sur le centre de la Xe Région pour aphonie et troubles respiratoires.

*Examen à l'entrée.* — Plaie cervicale cicatrisée. La laryngoscopie indirecte découvre une paralysie récurrentielle gauche sans lésion cicatricielle apparente du larynx. Le malade est mis en observation.

Le 30 décembre 1915 : En deux heures de temps il survient un emphysème subit et considérable de la face; on ne trouve rien à l'examen de la glotte et tout cela disparait spontanément dans les jours suivants.

Le 8 janvier 1916 : Laryngoscopie directe. La corde vocale gauche est paralysée, l'hémilarynx droit semble ankylosé et ne posséder qu'une mobilité relative. Les cordes vocales ne sont pas altérées. Après avoir franchi la glotte avec le tube, on tombe sur une masse végétante rouge qui fait corps avec la partie postérieure et médiane de la sous-glotte. Ablation à la pince de cette tumeur.

Le 9 janvier 1916 : Le malade a du tirage et se cyanose, on le trachéotomise d'urgence, car il fait de l'œdème de la glotte.

Le 15 janvier 1916 : L'examen radiographique montre qu'il existe un assez gros éclat métallique placé au-devant de la 6e vertèbre cervicale et à gauche de la ligne médiane.

Le 25 janvier 1916 : Nouvelle intervention sous chloroforme : 1° On fait tout d'abord une nouvelle laryngoscopie directe, laquelle nous montre deux bourgeons que nous enlevons à la pince sur la paroi gauche du larynx au-dessous des cordes vocales; 2° Laryngo-fissure : ouverture médiane du cartilage thyroïde, l'exploration de la cavité intra-laryngée nous montre au niveau de la région postérieure gauche du larynx sur la face intérieure du chaton cricoïdien une fistule menant dans une cavité au fond de laquelle un stylet percute un éclat métallique.

Ce projectile très fortement enclavé est difficile à saisir à cause de sa forme plate : Une pince peut cependant le fixer et on l'enlève.

Le 1er février 1916 : Le médecin de garde est mandé près du malade qui saigne énormément. Le docteur Guisez découvre une ulcération de la carotide primitive et lie ce vaisseau.

Le 5 février 1916 : Nouvelle hémorragie qui cette fois est veineuse. Meurt le 6 février 1916.

**Obs. 4.** — *Séton par balle de la région antérieure du cou. Fracture du larynx. Trachéotomie d'urgence. Sténose par palmure des cordes vocales et tissu cicatriciel sous-glottique. Laryngostomie. Guérison.*

P... Willy, soldat allemand, fut blessé le 1er juillet 1916 à Dampierre par une balle de fusil qui lui traversa transversalement la région antérieure du cou.

Fait prisonnier ce blessé fut amené dans une ambulance et trachéotomisé d'urgence; il fut ensuite dirigé sur l'intérieur avec le diagnostic de fracture du larynx.

Hospitalisé à l'Hôpital Militaire de Rennes, le malade est adressé en consultation au Centre laryngologique de la Xe Région.

24 juillet 1916, *examen* : La balle a pénétré du côté droit du cou à la hauteur de la grande corne du cartilage thyroïde; l'orifice de sortie est situé à gauche un peu plus bas au niveau du bord inférieur du cartilage thyroïde.

Le malade est porteur d'un canule dont il ne peut se passer et sa plaie est en bonne voie de cicatrisation.

*Laryngoscopie indirecte.* — On note une palmure insérée sur les deux cordes vocales et comblant entièrement l'aire glottique dans son tiers antérieur.

Le 27 juillet 1916, *laryngoscopie directe* : Cordes vocales granuleuses, avec tissu cicatriciel sous-jacent. La palmure donne l'impression d'être plus grande, on en résèque une partie au moyen de la pince emporte-pièce.

Le 2 septembre 1916 : Le malade a subi plusieurs dilatations bougiraires, on a tenté à deux reprises et sans succès la suppression de la canule.

Le 7 septembre 1916, *trachéo-laryngostomie* : Anesthésie locale :

novocaïne au 1/100e : Le larynx est ouvert sur la ligne médiane, on sectionne le thyroïde et le cricoïde. Sur la corde vocale droite, au voisinage de la commissure antérieure, on trouve un volumineux polype de la grosseur d'un pois qu'on résèque. On excise tout ce qu'on trouve de tissu cicatriciel de même qu'un éperon par bourgeonnement déterminé par le port de la canule.

Le 10 février 1917 : La dilatation caoutchoutée supprimée depuis un mois et demi nous a fourni une ouverture glottique jugée suffisante. Il subsiste une fistule trachéale qu'on ferme par plastique cutanée suivant le procédé de Berger.

Le 15 mai 1917 : Le malade respire parfaitement mais la voix est encore légèrement rauque.

**Obs. 5.** — *Séton par balle du cou et de la région mentonnière. Fracture du maxillaire inférieur. Œdème tardif de la glotte. Trachéotomie. Sténose laryngo-trachéale. Trachéo-laryngostomie. Guérison.*

V... Augustin, âgé de 31 ans, mobilisé au 3e régiment de zouaves, fut blessé à Belloy-en-Santerre le 9 juillet 1916 vers 16 heures. Une balle l'atteignit au niveau de la partie moyenne du cartilage thyroïde et sur sa face latérale droite puis sortit à gauche légèrement au-dessus du menton. L'aphonie fut instantanée, la mâchoire inférieure fracturée devint douloureuse, la plaie cervicale saignait abondamment et il y eut une hémorragie buccale assez importante. Très marquée en situation debout, la gêne respiratoire s'accentuait jusqu'à la suffocation dans la position couchée et notre malade dut être transporté au poste de secours régimentaire assis sur un brancard. L'évacuation fut très rapidement faite sur Amiens puisque vers minuit le blessé recevait les soins immédiats à l'hôpital n° 7. On constata à ce moment que le maxillaire inférieur était fracturé entre les incisives centrale et latérale gauches. La plaie cervicale fut débridée, curettée et drainée par deux drains.

Evacué sur l'intérieur le 1er août 1916, notre blessé fut d'abord hospitalisé au Centre de prothèse maxillo-faciale de Rennes. La fracture maxillaire fut contenue par une cuvette en ébonite. Puis il fut hospitalisé d'urgence au Centre laryngologique de la Xe Région le 7 août 1916.

*Examen à l'entrée* : La plaie est restée fistuleuse aux deux bouts du séton, la suppuration est profuse à l'orifice d'entrée et du côté du menton il existe un clapier à plusieurs branches. Le blessé crache du pus, il est complètement aphone et souffre d'un tirage constant, depuis deux nuits il ne dort pas car la station couchée provoque de la suffocation. Du côté du larynx l'examen au miroir nous révèle une turgescence et un gonflement qui s'étendent à la glotte et l'épiglotte, l'air semble passer insuffisamment, toutefois nous instituons un traitement médical d'attente.

Le 10 août 1916 : Les symptômes dyspnéiques se sont accentués, il existe de l'empâtement de toute la région sous-mentonnière. On fait une trachéotomie et au-dessus on incise un large phlegmon sous-maxillaire.

10 septembre 1916 : Malgré des pansements quotidiens la plaie buccale tend à se fistuliser, la consolidation du maxillaire ne fait aucun progrès. On se décide alors à ouvrir plus largement, on curette un trajet qui du sillon gingival passe en arrière du corps du maxillaire et aboutit sous le menton, deux dents branlantes et largement déchaussées sont enlevées.

Le 10 octobre 1916 : La plaie bucco-mentonnière est cicatrisée, le malade porte toujours sa canule et ne peut s'en passer. Une laryngoscopie directe montre un larynx absolument bouché.

Novembre et décembre 1916 : Plusieurs laryngoscopies directes et rétrogrades sont faites par l'orifice de la trachéotomie. Le tissu cicatriciel a envahi toute la moitié gauche du larynx, l'infiltrant et se dessinant nettement jusqu'au niveau de la partie droite de la sous-glotte. On a extrait au niveau de la plaie cervicale une esquille osseuse semblant avoir été entraînée par la balle après la fracture maxillaire.

11 janvier 1917 : Le processus inflammatoire a disparu et l'importance de la sténose nous amène à pratiquer une *trachéo-laryngostomie* : toute la moitié gauche du larynx et la région interaryténoïdienne sont comblées par un tissu cicatriciel, l'aryténoïde droit est enfoui dans une gangue fibreuse : tous les tissus de cicatrice sont réséqués et l'opération se termine d'une façon classique par affrontement de la muqueuse endo-laryngée à la peau du cou.

15 mai 1917 : La gouttière laryngo-trachéale a subi depuis trois mois une dilatation caoutchoutée progressive. L'ouverture de la stomie est sensiblement rétrécie surtout au niveau du pôle supérieur. On ferme l'orifice restant par plastique cutanée suivant le procédé de Berger.

1er juillet 1917 : Le malade a retrouvé et conserve une amplitude respiratoire qui le satisfait. La voix et revenue suffisante mais rauque et ne peut donner les notes élevées.

L'examen du larynx montre la disparition absolue de la sténose.

Fait sortant : proposé pour le service auxiliaire.

**Obs. 6** — *Plaie borgne par éclat d'obus de la région antérieure du cou. Sténose laryngée tardive. Thyrotomie : récidive. Trachéo-laryngostomie. Dilatation caoutchoutée. Guérison.*

B... Pierre, 23 ans, du 45e régiment d'artillerie fut blessé le 4 novembre 1916 à St-Pierre-Vaast. Un petit éclat d'obus l'atteignit au-devant du cou et pénétra dans le larynx. L'orifice d'entrée punctiforme donnait l'impression d'une blessure superficielle; cependant cet homme devint immédiatement aphone et se plaignit de gêne respiratoire. On l'évacua sur le Centre laryngologique d'Amiens (Hôpital n° 7) où les soins se limitèrent à l'application de pansements externes.

Fut évacué sur l'intérieur, puis hospitalisé le 12 novembre 1916 au Centre d'Oto-rhino-laryngologie de la X$^{e}$ Région.

*Examen à l'entrée.* — On constate au niveau de la Pomme d'Adam au voisinage du bord supérieur du cartilage thyroïde une plaie en voie de cicatrisation de la surface d'une lentille.

L'aphonie a persisté depuis le traumatisme et la gêne respiratoire semblerait plutôt s'accentuer.

*Laryngoscopie indirecte.* — La bande ventriculaire droite est infiltrée et épaissie. Du même côté la corde vocale présente au niveau de son tiers antérieur une petite plaie formant escharre.

Le 14 novembre 1916 : Radioscopie : On note au niveau de la partie droite du larynx un petit projectile de la grosseur d'un grain de millet.

Le 15 novembre 1916 : *laryngoscopie directe.* — On constate de la rougeur diffuse dans tout le larynx. Le projectile a lésé la corde vocale droite surtout au niveau de la partie inférieure de son tiers antérieur.

Le 16 novembre 1916, *Thryrotomie médiane.* L'éclat d'obus est présumé inclus au voisinage de la corde vocale droite : On incise le cartilage thyroïde dans toute sa hauteur : les lésions sont mises à découvert et de cette façon on peut enlever quelques fragments de cartilage nécrosé de part et d'autre de l'orifice d'entrée du projectile. Quant à l'éclat il est trouvé sous la corde vocale droite enclavé dans la lame interne du cartilage. On l'extrait. La plaie est suturée.

20 décembre 1916 : Il y a eu cicatrisation par première intention, le malade conserve une aphonie assez marquée mais respire bien.

13 janvier 1917 : On remarque une sorte d'éventration de la partie inférieure de la cicatrice.

15 janvier 1917 : Incision d'une collection purulente au niveau de l'éventration devenue fluctuante : on curette un trajet fistuleux à direction verticale ascendante menant dans le larynx. On suture à nouveau mais sans trop d'espoir.

20 janvier 1917 : La suture n'a pas tenu et la fistule donne énormément. On ramène avec la curette des fragments de cartilage séquestré.

6 février 1917 : Le malade qui depuis quelques jours respire difficilement fait de l'œdème de la glotte. On le trachéotomise d'urgence.

27 février 1917 : Laryngoscopie directe. L'infiltration œdémateuse tient toujours toute la moitié droite du larynx.

Mars-avril : On fait plusieurs tentatives de suppression de canule et chaque fois le blessé asphyxie rapidement.

Le 12 avril 1917 : Trachéo-laryngostomie (anesthésie locale). On enlève un assez gros séquestre au niveau de la partie antérieure de la moitié gauche du cartilage thyroïde et on excise tous les tissus infiltrés qui comblent la sous-glotte à droite.

Le 12 septembre 1917 : Le malade a subi deux mois et demi de dilatation caoutchoutée, la muqueuse laryngée a repris une apparence saine et il ne subsiste qu'un peu d'épaississement de la corde vocale droite. On ferme la stomie par plastique cutanée selon le procédé de Berger.

**Obs. 7.** — *Plaie borgne de la région antéro-latérale du cou par éclat d'obus. Trachéotomie d'urgence. Sténose laryngo-trachéale. Trachéo-laryngostomie. Guérison.*

J... Georges, 27 ans, soldat au 131e d'infanterie fut blessé, le 3 octobre 1916 au cours des combats de la Somme dans le bois de St-Pierre-Vaast. Un éclat d'obus pénétra à droite au niveau du bord antérieur du sterno-cléido-mastoïdien à deux travers de doigt au-dessus de l'articulation sterno-claviculaire et vint se fixer profondément dans le cou.

Aphonie, tirage et hémoptysie fut la triade immédiate causée par ce traumatisme. Le transport du blessé se fit cependant sans incident jusqu'à une ambulance installée à Bray-sur-Somme ; à cette formation le malade qui respirait de plus en plus difficilement asphyxia sous les yeux du chirurgien à tel point qu'on dut faire une trachéotomie d'urgence.

Evacué sur l'intérieur fut dirigé sur le Centre de la Xe Région le 17 octobre 1916.

*Examen à l'entrée.* — Il existe une suppuration abondante au niveau de l'orifice d'entrée du projectile, l'exploration au stylet ne conduit ni sur le projectile ni dans le larynx.

L'examen au miroir laryngien montre : une corde vocale gauche épaissé et boudinée plus particulièrement touchée dans son tiers inférieur ; la corde vocale droite semble normale.

Le 19 octobre 1916, *radiographie*. Il existe un gros éclat d'obus situé à gauche à la hauteur du corps de la 7e vertèbre cervicale mais relativement superficiel.

Le 20 octobre 1916, *laryngoscopie directe*. La corde vocale gauche est figée, immobilisée, elle envoie de son tiers postérieur une sorte de repli qui recouvre partiellement une corde vocale droite d'apparence saine (voir figure). Le porte-coton est arrêté au-dessus des cordes et ne franchit que difficilement la glotte. Si on obstrue l'orifice trachéal, la respiration ne se fait pas.

Cependant en déplaçant légèrement le tube spatule on peut extraire à la pince des bourgeons charnus dont l'insertion se fait au-dessus des cordes vocales. Cette légère intervention rend la respiration plus facile.

Le 21 octobre 1916 : 1° Extraction du projectile : Par une incision parallèle au bord inférieur du sterno-cléido-mastoïdien gauche on aborde la gaine des vaisseaux, le projectile s'y trouve inclus tout contre la jugulaire interne gauche.

2° Une curette introduite au niveau de la fistule externe mène jusque sous la cavité laryngée mais n'y pénètre pas : On enlève tous les tissus fongueux et on tamponne.

De novembre 1916 à mai 1917 : On s'emploie à tarir la suppuration de la fistule ; des essais de suppression de canule ne peuvent pas se prolonger plus de 24 heures.

En outre le malade a de la bronchite, tousse et crache énormément, les sécrétions trachéales sont abondantes. On pratique tous les deux jours une injection intra-trachéale de 20 centimètres cubes d'huile goménolée au 1/20e.

Le 12 juillet 1917 : Le malade ne tousse plus depuis quinze jours, mais il ne peut toujours pas se passer de canule et on décide de faire une trachéo-laryngostomie : Le larynx est ouvert sur la ligne médiane après la section des cartilages thyroïde et cricoïde jusqu'à l'orifice trachéal : On constate alors qu'il existe une membrane cicatricielle rouge partant de l'angle antérieur et gauche de l'anneau tyroïdien et se dirigeant en arrière vers l'aryténoïde droit.

Cette membrane est à peu près verticale et mesure environ deux centimètres de hauteur, elle adhère en arrière par un fort pédicule au niveau de la paroi postérieure du larynx ; on la résèque dans toute son étendue.

Suites opératoires : On note les premiers jours un sphacèle assez étendu avec infection descendante de la trachée. On reprend pendant quelque temps les injections d'huile goménolée.

Le 22 septembre 1917 : La dilatation caoutchoutée est arrêtée depuis un mois, le canal laryngo-trachéal reste perméable. La stomie cervicale est fermée par plastique cutanée à double lambeau suivant le procédé de Glück. La réunion n'a lieu que par seconde intention car le lambeau interne s'est légèrement sphacélé.

**Obs. 8.** — *Plaie du larynx par lame de rasoir (tentative de suicide). Deux mois et demi de pansements externes : Fistulisation de la plaie. Nécrose du cartilage thyroïde. Ankylose crico-aryténoïdienne et épaississement hypertrophique de la corde vocale droite. Laryngo-trachéostomie : Cordectomie et aryténoïdectomie à droite.*

O... Yvan, âgé de 29 ans, du 1er régiment russe en France fut blessé le 17 avril 1917 à Coucy. Une balle l'atteignit au niveau de l'auriculaire gauche, la plaie quoique superficielle occasionna une réaction fébrile et ce serait au cours d'une ascension thermique (39°8) que le malade aurait tenté de se suicider le 21 avril en se tranchant la gorge avec un rasoir.

Le 7 juillet 1917 : Hospitalisé au Centre laryngologique de la

Xe Région le malade nous raconte qu'il ne se souvient pas de son acte de désespoir, qu'il ne reprit connaissance que dix jours après et que d'ailleurs il fut déjà sujet à pareille impulsion il y a six ans lorsqu'il apprit la mort de son père.

Il sait que l'air passait primitivement entre les lèvres de la plaie cervicale, qu'il fut aphone durant les quinze premiers jours, que sa voix revint ensuite mais resta rauque et que pendant trois semaines on ne dut l'alimenter que de lait car la déglutition des aliments solides était très douloureuse.

L'Hôpital n° 28 de Dinard qui nous adresse ce blessé s'est borné à ne faire que des pansements externes.

*Examen* : Malade très amaigri. Il existe au niveau de la région antéro-latérale droite du cou, à la hauteur de la partie moyenne du catilage thyroïde, une petite plaie étroite suppurant abondamment et dont les bords de l'orifice cutané sont infectés. Cette fistule conduit sur un séquestre qu'on sent nettement au bout du stylet.

*Laryngoscopie directe* : qui nous montre une masse rouge ayant envahi l'aryténoïde droit, une corde vocale droite immobilisée en position médiane et paraissant située au-dessus du plan horizontal occupé par la corde gauche. L'hémi-larynx gauche est peu touché, il ne possède cependant pas sa mobilité normale ; la corde vocale droite est en outre hypertrophiée et infiltrée. Aux grandes inspirations la corde vocale gauche se met seule en abduction moyenne mais la masse aryténoïdienne droite surplombe et obstrue en partie la lumière glottique. C'est ce qui nous explique la gêne respiratoire progressive de notre malade.

Le 10 juillet 1917 : Tirage et cornage s'accentuent.

**Intervention en quatre temps :**

1er Temps : Trachéotomie, par anesthésie locale, novocaïne au 1/100e, puis anesthésie générale chloroformique au moyen du dispositif d'intubation introduit dans la trachée.

2e Temps : Thyrotomie médiane, on enlève un séquestre formé aux dépens de la moitié droite du cartilage thyroïde.

3e Temps : Trachéo-laryngostomie, on unit la plaie trachéale à la plaie thyroïdienne en sectionnant le cricoïde.

4e Temps : Cordectomie et aryténoïdectomie partielle droite, curettage du ventricule du même côté.

On tamponne légèrement, au-dessus d'une canule à trachéotomie laissée dans l'angle inférieur de la plaie.

Les jours suivants pas de température et peu de sphacèle, mais malheureusement le malade sombre dans son délire, il refuse tous les soins, trompe la surveillance de ses gardiens et lacère sa plaie. Il ne veut pas s'alimenter, on fait quelques tentatives de gavage mais le malade tombe bientôt dans le coma et meurt absolument d'inanition.

**Obs. 9.** — *Plaie borgne de la région antérieure du cou ayant intéressé le larynx, projectile extrait sous la peau. Trachéotomie d'urgence, port de la canule pendant cinq mois. Diaphragme cicatriciel sous-glottique. Eperon sus-canulaire. Trachéo-laryngostomie.*

C..., 27 ans, du 3e régiment d'infanterie, fut blessé à Nieuport le 5 février 1917.

Un éclat d'obus pénétra en arrière du chef sternal du sterno-cléido-mastoïdien gauche à trois travers de doigt de son insertion inférieure, traversa la région sous-hyoïdienne puis vint se loger au niveau de la région carotidienne droite.

Il s'agissait d'une plaie laryngo-trachéale et les premiers symptômes immédiats furent l'aphonie et la dyspnée : le blessé fut alors transporté à l'ambulance belge de La Panne et comme il suffoquait on lui fit une trachéotomie d'urgence en même temps que par une incision on enlevait l'éclat logé sous la peau à droite. Cela se passait le jour même de la blessure.

*Dix jours après* : L'orifice d'entrée du projectile de même que l'incision exploratrice étaient cicatrisés et le malade fut décanulé.

Mais le 22 février 1917 le blessé fit de l'œdème de la glotte et comme il étouffait on dut remettre la canule en place.

Le 15 mai 1917 on fit une nouvelle tentative de suppression de canule, trois heures après il fallait à nouveau la placer.

Le blessé ne fut définitivement décanulé que le 5 juillet et si les premiers jours il eut à souffrir de petites crises de suffocation le matin, cela s'arrangea assez rapidement et le malade quitta La Panne le 13 juillet.

Evacué sur l'intérieur il vint à Rennes au Centre de Physiothérapie (Hôpital Complémentaire no 1) pour le traitement d'une griffe cubitale traumatique contemporaine de sa blessure du larynx.

Nous est adressé et est entrant du Centre laryngologique de la Xe Région pour dyspnée le 20 août 1917.

*Examen à l'entrée.* — Le malade nous raconte qu'il a des étouffements surtout au réveil lorsqu'il fait les premiers mouvements ; cette sensation se passe au bout d'une demi-heure. En outre la voix est restée rauque et il existe de la dyspnée d'effort très nette.

*Laryngoscopie indirecte.* — Les cordes vocales sont épaisses et déformées dans leur partie moyenne, elles paraissent soudées dans leur tiers antérieur.

Le 21 août 1917 : *Laryngoscopie directe.* — La glotte ne se présente plus sous le même aspect. La corde vocale droite qui reste en adduction présente un nodule blanchâtre dans son tiers antérieur.

La corde vocale gauche mobile porte un nodule analogue mais plus gros et faisant saillie sur son bord libre. Aux grandes inspirations la corde vocale gauche découvre entièrement la droite, il n'y a pas de synéchie.

*Trachéoscopie.* — On passe le plus petit tube et sous les cordes vocales on voit un diaphragme donnant l'aspect d'une deuxième glotte. En avant on repère une cicatrice qui correspond à l'orifice de trachéotomie.

L'examen s'est fait sans gêne apparente mais le soir à 21 heures le Médecin de Garde est appelé et remarque que le malade a du tirage ; la cicatrice de l'ancien orifice de la canule est aspirée dans la lumière trachéale, il y a à ce niveau insuffisance et faiblesse de la paroi et c'est probablement ce bouchon membraneux qui, en diminuant la lumière trachéale, augmente la dyspnée du blessé.

Sous anesthésie locale (novocaïne au 1/100e) on fait une résection soigneuse de tout ce tissu cicatriciel puis prenant accès dans la trachée on place une canule.

Le 6 septembre 1917 : *Laryngo-trachéoscopie.* — Anesthésie locale. A l'ouverture du larynx on trouve les lésions suivantes :

Immédiatement au-dessous des cordes vocales il existe une bride circulaire qui cède sous le doigt mais dont l'insertion est marquée par un épaississement de la muqueuse qui correspond au chaton cricoïdien. On enlève tous ces tissus en même temps qu'un léger éperon au-dessus de la canule de trachéotomie.

Après suture soigneuse avec de grosses soies de la peau à la muqueuse endolaryngée, une grosse canule est placée à l'angle inférieur de la plaie. On ne tamponne pas.

Le 10 septembre 1917 : Le malade a été alimenté à la sonde pendant 48 heures, au bout de ce temps l'alimentation normale se fit sans difficulté.

1° *Pansement.* — Pas de sphacèle, on enlève à la pince quelques caillots qui se trouvent dans la plaie.

30 décembre 1917 : La dilatation caoutchoutée qu'on cesse de temps à autre depuis trois semaines nous a déjà fourni une large gouttière laryngo-trachéale.

**Obs. 10.** — *Plaie trachéo-pharyngienne par éclat d'obus. Trachéotomie d'urgence. Dysphagie : Gastrostomie précoce et provisoire Projectile extrait par pharyngotomie sous-hyoïdienne.*

*Sténose cicatricielle sous-glottique consécutive avec fistule œsophago-laryngée et fracture de la paroi postérieure du cricoïde. Trachéo-laryngostomie. Dilatation caoutchoutée prolongée. Pas de résultat parce qu'affaissement des lames cartilagineuses latérales par lésion du chaton cricoïdien*

F... G..., 24 ans, du 114e régiment d'infanterie fut blessé le 10 mai 1915 à Loos. Placé la tête très inclinée en avant, un éclat d'obus l'atteignit au niveau de la joue droite dans sa partie moyenne et suivant un trajet oblique en bas et en arrière vint se loger dans le larynx s'encastrant dans la paroi postérieure en empiétant sur le pharynx.

Immédiatement après ce traumatisme survinrent : une hémoptysie assez abondante de la dyspnée et du tirage.

Fut aussitôt évacué sur St-Pol où on le trachéotomisa d'urgence le matin du 11 mai.

Le 14 mai 1915 la dysphagie persistant, on dut faire une gastrostomie et le malade auquel on s'était contenté jusqu'alors de donner des injections de sérum put enfin être alimenté.

Le 18 mai 1915 : Un volumineux éclat d'obus fut extrait par pharyngotomie sous-hyoïdienne. Cette dernière intervention libéra la lumière de l'œsophage et le 28 mai 1915 la gastrostomie put être fermée.

Le 14 juin 1915 : Le blessé est évacué sur l'intérieur et c'est l'hôpital militaire de Rennes qui l'adresse en consultation au Centre laryngologique. Le docteur Guisez l'hospitalise d'urgence.

*Examen à l'entrée.* — Le malade se présente amaigri et porteur d'une canule dont il ne peut se passer : il se plaint de ne pas pouvoir déglutir les aliments solides.

*Laryngoscopie indirecte.* — Il existe un œdème étendu à tout le larynx.

*Œsophagoscopie.* — Au niveau de la bouche œsophagienne il existe beaucoup plus de spasme que de rétraction cicatricielle véritable, on perçoit cependant une cicatrice blanchâtre avec infiltration granuleuse de la paroi antérieure de l'œsophage. La sonde n° 11 passe (Dilatation immédiate jusqu'au n° 16).

25 juillet : Une dilatation bougiraire méthodique de l'œsophage permet le passage de la sonde n° 40, le malade s'alimente normalement.

*Larynsgocopie directe.* — Les aryténoïdes sont rouges et tuméfiés, la corde vocale droite est œdématiée, infiltrée et peu mobile, on perçoit au-dessous de la glotte une voussure assez étendue de toute la paroi postérieure du larynx.

Le 28 juillet 1915 : Trachéo-laryngostomie : Le larynx est ouvert sur la ligne médiane : la corde vocale droite épaissie est infiltrée de tissu cicatriciel. Au niveau de la paroi postérieure du cricoïde il existe une tuméfaction laissant sourdre un peu de pus. On libère la corde vocale droite du tissu cicatriciel sous-jacent qui est réséqué. La voussure incisée donne accès sur une poche dans laquelle flottent quelques fragments de cartillage nécrosé. On curette légèrement car on pense à l'existence d'une fistule œsophago-laryngée. L'opération se termine par la mise en place d'un petit drain en caoutchouc n° 14 garni de plusieurs doubles de compresses imbibées de vaseline stérilisée.

Une dilatation caoutchoutée prolongée permet d'arriver aux numéros 40 et 42.

Le 1er juin 1916 : La dilatation caoutchoutée ne peut être supprimée sans voir à nouveau la cavité laryngée s'affaiser : les deux lames du cricoïde tendent à se rapprocher de la ligne médiane par manque de support postérieur.

Le 8 juin 1916 : Retouche de la laryngostomie. Il existe un épaississement cicatriciel qui répond au chaton cricoïdien. On le résèque et on recommence la dilatation caoutchoutée.

Janvier à mai 1917 : La gouttière laryngée tend toujours à se combler dès la suppression de la dilatation.

L'électrolyse ne donne pas de résultat.

Juillet 1917 : Le malade est réformé n° 1, porteur d'une canule.

**Obs. 11.** — *Plaie laryngo-œsophagienne par balle tirée à bout portant. Deux mois de pansements externes et d'alimentation à la sonde ; sténose absolue de la cavité laryngée. Rétrécissement spasmodique de la bouche de l'œsophage. Trachéo-laryngostomie ; on trouve une destruction de la paroi postérieure du cricoïde. Hernie de l'œsophage dans le larynx, réduction progressive de celle-ci mais bouche de l'œsophage dans la plaie.*

B... André, 24 ans, sergent au 293e régiment d'infanterie fut blessé le 26 mars 1917 aux abords de Reims par une balle de revolver tirée à bout portant au cours d'un combat corps à corps. Le projectile pénétra au devant du cou, l'air siffla entre les bords de la plaie et le blessé devint immédiatement aphone.

Fut transporté le matin à l'ambulance 7/13 : la plaie fut régularisée et on plaça une canule dans l'ouverture trachéale. La respiration devint plus facile. Par contre le blessé souillait sa plaie au cours de l'absorption des liquides. la déglutition des aliments solides était absolument impossible, et on dut le nourrir au moyen d'une sonde uréthrale introduite par une fosse nasale.

Evacué sur l'intérieur, il entrait le 30 avril 1917 dans le service du docteur Moncharmont à l'H. C. N° 100, Bourges.

Fut adressé de cette région au Centre laryngologique de la Xe Région avec les renseignements suivants :

Plaie transversale du cou par balle ayant sectionné la trachée et peut-être intéressé l'œsophage. Le malade respire par une canule trachéale mais il s'est établi au-dessus de la canule une oblitération cicatricielle complète de la lumière trachéale.

*Examen à l'entrée*, le 23 mai 1917. Le blessé est porteur d'une canule de calibre un peu faible, il respire mal et le mucus bronchique mélangé de salive déglutie s'écoule assez abondamment par sa plaie.

La blessure est encore très large ; la balle semble avoir fait éclater toute la partie basse du larynx et avoir détruit la partie antérieure du cricoïde et des deux premiers anneaux trachéaux ; le cathétérisme rétrograde est difficile. Les troubles de la déglutition ont persisté et nous continuerons à alimenter le malade au moyen de la sonde.

*Laryngoscopie directe.* — Donne peu de renseignements, il existe de l'œdème.

Le 26 mai 1917 : *Examens laryngoscopique et œsophagoscopique directs.* Il existe un rétrécissement de la bouche œsophagienne par bride cicatricielle transversale une petite bougie n° 12 passe.

*Du côté du larynx.* — Œdème encore très prononcé surtout au niveau des bandes ventriculaires; l'épiglotte est tombante et rend difficile un accès sur le larynx.

Le 15 juin. La dilatation bougiraire méthodique et régulièrement croissante permet le passage d'un n° 34, l'alimentation ordinaire est possible.

Le 3 juillet 1917 : Nouvel examen laryngoscopique direct. Impossible de découvrir la lumière du larynx, imperméabilité absolue de celui-ci. On trouve à la place des aryténoïdes, une masse œdémateuse bilobée dont la partie gauche plus grosse semble chevaucher sur la droite. Immédiatement en avant les deux bandes ventriculaires sont accolées, plissées et comme soudées entre elles.

Le 17 juillet 1917 : *Trachéo-laryngostomie.* L'incision faite sur la ligne médiane permet d'écarter les deux volets de la paroi antérieure du larynx et découvre les lésions suivantes :

Un énorme magma cicatriciel double la face antérieure du larynx surtout dans sa partie gauche. On ne trouve plus de trace de la cavité laryngée dans ses 2/3 supérieurs. Après avoir soigneusement réséqué tous ces tissus on tombe sur la partie antérieure de l'œsophage laquelle infiltrée faisait corps avec la masse cicatricielle. L'arc postérieur de l'anneau cricoïdien. de même que les cartilages aryténoïdes avaient été détruits par le traumatisme.

Tamponnement de la plaie avec de la gaze simple.

*Premiers pansements de la laryngostomie.* — La paroi antérieure de l'œsophage fait hernie dans l'angle supérieur de la plaie et elle prend une forme en bissac.

Le 19 septembre 1917 : Les pansements en panier et la dilatation caoutchoutée ont pu réduire en partie la hernie œsophagienne, il ne subsiste qu'une sorte de bourrelet muqueux qui à la place des aryténoïdes absents limite la bouche œsophagienne en avant. Cette disposition du bout supérieur de l'œsophage permet d'ailleurs de surprendre le mécanisme de la déglutition et le rôle de la bouche de l'œsophage dans ce cas particulier (1).

**Obs. 12.** — *Séton par balle au niveau de la pomme d'Adam. Aphonie; palmure de la région antérieure des cordes vocales. Ablation à la pince. Guérison.*

Capitaine V..., du 71e régiment d'infanterie, blessé le 22 août 1914

(1) Janvier 1918. Ce blessé a demandé son évacuation sur le Centre de la XVIIIe Région. Parti, en cours de traitement.

par balle ayant traversé le cartilage thyroïde dans sa partie tout à fait antérieure. Légère hémoptysie ayant suivi le traumatisme et aphonie immédiate. La plaie cervicale guérit rapidement.

Le 24 juin 1915 est adressé au Centre laryngologique pour aphonie persistante.

*Examen à l'entrée.* — Le malade n'accuse aucune gêne ni à la respiration ni à la déglutition, le seul symptôme dont il se plaint est l'aphonie.

*Laryngoscopie indirecte.* — On voit tout à fait à la partie antérieure des cordes vocales une palmure rouge qui apparaît membraneuse et peu cicatricielle. Les cordes vocales sont intactes.

Le 26 juin 1915. *Laryngoscopie directe.* — Pour ablation de la synéchie au moyen de la pince emporte-pièce spéciale.

Le 1er juillet, le malade parle mieux. Fait sortant avec une convalescence de quinze jours.

Revu ultérieurement : nous observons une récidive, nous proposons une intervention externe à laquelle le malade se refuse.

**Obs. 13.** — *Plaie en séton de la région antérieure du cou. Aphonie. Palmure du larynx au niveau de la commissure antérieure des cordes vocales.*

C... Jules, du 278e régiment d'infanterie, blessé le 10 décembre 1914 par un éclat d'obus ayant pénétré au niveau de la face latérale droite du larynx à un centimètre au-dessous du bord supérieur du cartilage thyroïde et sorti à gauche de façon à peu près symétrique.

Légère hémoptysie et suffocation assez marquée au moment de la blessure ; aphonie immédiate.

1er mars 1915 : Hospitalisé au Centre laryngologique de la Xe Région : se plaint à l'entrée d'aphonie persistante et de dyspnée d'effort légère.

*Laryngoscopie indirecte.* — Les cordes vocales sont rosées, les bandes ventriculaires un peu gonflées, les mouvements des aryténoïdes sont conservés. On note cependant une légère paresse des tenseurs et des adducteurs des cordes vocales.

Au niveau de la commissure antérieure il existe une légère palmure qui tronque l'angle formé par les cordes vocales.

Nous ne jugeons pas utile d'intervenir.

**Obs. 14.** — *Plaie par balle de la face et du cou. Bride cicatricielle intralaryngée.*

G... Louis, du 47e régiment d'infanterie, fut blessé à Saint-Laurent (Pas-de-Calais) le 22 février 1915 par une balle qui l'atteignit au niveau de l'angle de la mâchoire à droite et pénétra profondément dans le cou.

Le 27 février 1915, fut opéré dans une formation du front. Une incision partant du bord inférieur du maxillaire et menée jusqu'à deux travers de doigt au-dessus du manubrium sternal avait permis d'identifier les lésions suivantes : 1° Une fracture de la moitié droite de l'os hyoïde ; 2° une fracture de la lame thyroïdienne gauche. En passant entre la sangle des muscles sous-hyoïdiens et la charpente laryngée le projectile était venu se loger sur le flanc gauche des premiers anneaux de la trachée, il y fut retrouvé très déformé.

Ce large débridement permit d'éviter la production de fistule, on ne fit aucune suture secondaire et il s'établit une longue cheloïde qui du bord inférieur de la mâchoire s'étendait jusqu'à la base du cou parallèlement au conduit laryngé auquel elle adhéra.

Le 15 mai 1915 : Le malade conservait une aphonie qui datait du moment de sa blessure, il semblait avoir retrouvé sa respiration normale.

Le 16 mai 1915 : Examen au miroir laryngien. Les deux cordes vocales gauches sont mobiles, mais elles sont légèrement infiltrées de même que les masses aryténoïdiennes.

Le 24 juillet 1915 : Convalescent de la X$^{e}$ Région, le malade est admis au Centre pour gêne respiratoire et aphonie persistante.

*Examen à l'entrée.* — La cicatrice cervicale n'est plus adhérente au plan profond mais cependant le malade est encore sensiblement gêné dans les mouvements du cou. La gêne respiratoire est caractérisée par de la dyspnée au moindre effort, il existe un peu de tirage.

*Laryngoscopie indirecte.* — La corde vocale droite est épaissie et présente une encoche à sa partie moyenne. Il existe une bride cicatricielle qui en partant du tiers antérieur de la corde vocale droite va finir sous la corde vocale gauche en se confondant avec un tissu cicatriciel sous-glottique. La corde vocale gauche se meut librement et vient au contact de la droite.

Le 27 juillet 1915 : *Laryngoscopie directe.* — Il existe sous la glotte une grosse épaisseur de tissu cicatriciel dans l'angle rentrant du cartilage thyroïde, par la bride le tiers antérieur de la corde vocale droite est rattaché à ce bloc fibreux. La corde vocale gauche fait effort pour se mettre au contact de la droite, elle a basculé suivant le mouvement de l'aryténoïde dont l'apophyse interne est beaucoup plus saillante que normalement. Au moyen de la pince emporte-pièce on résèque la bride et tout ce qu'on peut de tissu cicatriciel.

Le 11 août 1915, le malade est dirigé sur le dépôt de convalescent avec une proposition pour un mois de convalescence. Il respire bien.

Ce blessé que nous devions revoir après sa convalescence se jugeant sans doute guéri n'est pas revenu (malade non suivi).

**Obs. 15.** — *Plaie transfixante du cou par éclat d'obus. Trachéotomie d'urgence. Paralysie recurrentielle gauche avec lésions du plexus brachial du même côté.*

*Tirage : Valvule semi-lunaire du 1/3 supérieur de la trachée.*

F..., fut blessé le 25 mai 1915 à Neuville Saint-Vaast par un éclat d'obus qui serait entré sur la ligne médiane à un centimètre au-dessous du bord inférieur du cartilage thyroïde et sorti à la racine du cou du côté gauche de la région cervicale antérieure. Il fut hospitalisé à Berck (Pas-de-Calais) y fit le 2 juin un accès de suffocation qui nécessita une trachéotomie d'urgence. Décanulé le 15 juin, évacué sur l'intérieur il entre dans le service du docteur Guisez le 12 juillet 1915.

*Examen à l'entrée.* — L'orifice d'entrée du séton est cicatrisé, à la sortie on trouve encore deux plaies bourgeonnantes et fongueuses situées à l'angle postérieur et inférieur du triangle sus-claviculaire. Le projectile a donc suivi un trajet fortement oblique en bas, en arrière et à gauche par rapport au sujet, le plexus brachial a été lésé car nous constatons une paralysie radiculaire à type postérieur de Duchenne-Erb et le blessé ne peut ni élever le bras, ni fléchir l'avant-bras.

Mais ce qu'il est plus intéressant pour nous de constater c'est que le malade a de l'aphonie et du tirage. Et si on l'interroge nous apprenons que ces deux symptômes se sont établis immédiatement après le traumatisme : un choc violent au-devant du cou, brusque sensation d'étouffement, le blessé tousse et rejette un peu de sang : la suffocation se calme, mais l'hémorragie de la plaie cervicale capte l'attention des chirurgiens et il faudra l'alerte du 2 juin pour qu'on pense à placer une canule dans la trachée. Depuis que le blessé est décanulé il voit sa gêne respiratoire persister.

A l'examen laryngoscopique indirect on observe une immobilité absolue de toute la moitié gauche du larynx qui est comme figée en position cadavérique. Nous en déduisons que le récurrent gauche a été sectionné en même temps que les 5e et 6e racines cervicales.

Cependant la corde vocale droite s'écarte bien, il n'y a pas d'infiltration glottique pouvant expliquer le tirage.

Le 13 juillet 1915, *trachéoscopie* après badigeonnage du larynx avec une solution de cocaïne au 1/10e. On aperçoit une valvule semi-lunaire qui occupe dans la lumière du 1/3 supérieur de la trachée sa face latérale gauche au niveau des premier et deuxième anneaux. On résèque cette membrane au moyen de la pince emporte-pièce. Les jours suivants la gêne respiratoire s'accentue quelque peu, puis bientôt s'établit une amélioration notoire et le 21 août on ne remarque plus aucune tendance à la récidive : la lumière trachéale est entièrement libre, la respiration normale. Le malade est suivi quelque temps, puis part en convalescence paraissant tout à fait guéri.

**Obs. 16.** — *Séton par balle de la région antérieure du cou. Aphonie. Fistule externe avec séquestre du cartilage thyroïde. Curettage. Palmure de la commissure antérieure des cordes vocales. Ablation à la pince. Guérison.*

K... fut blessé le 6 mai 1915 par balle ayant traversé le larynx de droite à gauche. Evacué du front est hospitalisé le 2 juin 1915 au Centre laryngologique de la Xe Région.

*Examen à l'entrée.* — Malade aphone présentant au-devant du cou un trajet fistuleux dont l'orifice d'entrée est placé sur le côté droit du larynx au niveau du bord supérieur du cartilage thyroïde. Au niveau de la face gauche du larynx on voit une cicatrice d'un centimètre et demi de longueur qui répond à l'ancien orifice de sortie.

*Laryngoscopie indirecte.* — Les cordes vocales sont rouges, épaissies et infiltrées dans leur tiers postérieur. Au niveau de la commissure antérieure il existe un léger diaphragme cicatriciel. Les aryténoïdes sont mobiles mais le gauche le paraît moins que le droit.

Le 5 juin 1915 : Sous anesthésie locale par infiltration de novocaïne au 1/100e on extirpe le séquestre cartilagineux, le trajet fistuleux est soigneusement curetté en prenant soin de ne pas pénétrer dans le larynx.

Le 10 juin 1915, *laryngoscopie directe*. — On enlève à la pince emporte-pièce la synéchie notée précédemment au niveau de la commissure antérieure des cordes vocales.

Le 30 juin 1915 : Plaie cervicale cicatrisée. Aphonie disparue. Le malade demande à sortir de l'Hôpital et n'a pu être revu.

**Obs. 17.** — *Seton par balle de la région antérieure du cou. Synéchie de la commissure antérieure des cordes vocales.*

F... Romain, du 16e régiment d'infanterie blessé le 14 juillet 1915 par balle ayant traversé l'épaule gauche puis le cou au niveau de la partie la plus saillante du larynx.

Le 21 décembre 1915 : Est hospitalisé au Centre laryngologique de la Xe Région pour aphonie persistante.

*Examen à l'entrée.* — Il existe une cicatrice oblique qui partant à droite au niveau de la grande corne de l'os hyoïde se dirige en bas et à gauche jusqu'au niveau du 1/3 moyen de la face latérale gauche du cartilage thyroïde. Cette cicatrice est adhérente à la Pomme d'Adam et suit le larynx dans son mouvement d'ascension à la déglutition. Au toucher on découvre une légère échancrure du bord supérieur du cartilage thyroïde.

*Laryngoscopie indirecte.* — Cordes vocales rouges, infiltrées, donnant l'image d'une laryngite chronique. Synéchie de la commissure antérieure, la corde vocale ne se met pas en complète adduction.

**Obs. 18.** — *Séton par balle au tiers moyen du cartilage thyroïde. Palmure du 1/3 antérieur des cordes vocales.*

C... Alphonse blessé le 8 octobre 1915 à Souain par balle ayant traversé le cartilage thyroïde du tiers moyen du bord latéral gauche au même niveau de la partie latérale droite.

Le 24 janvier 1917 : Hospitalisé au Centre laryngologique de la Xe Région pour aphonie persistante et dyspnée d'effort.

*Examen laryngoscopique indirect.* — Les cordes vocales sont infiltrées et légèrement œdématiées, leur tiers antérieur est soudé par une large palmure.

Le 6 février 1917 : Le malade a suivi le traitement médical depuis un mois, pas d'amélioration.

*Laryngoscopie directe.* — Cordes vocales à peu près normales, la palmure est réséquée à la pince.

Le 5 mars 1917 : Très amélioré. Fait sortant guéri.

Le 25 septembre 1917. Le malade est revu. A, entre temps, été récupéré pour le Service Armé. La palmure ne s'est pas reproduite, on en retrouverait une légère trace tout à fait au sommet de la commissure.

**Obs. 19.** — *Plaies multiples par éclats de torpille aérienne. Corps étranger intra-laryngien extrait sous-laryngoscopie indirecte. Œdème de la glotte ; trachéotomie inter-crico-thyroïdienne. Examen au Centre : synéchie de la commissure antérieure.*

C... Jean-Marie, fut blessé le 7 août 1916 à Flirey. Une torpille aérienne éclata dans son voisinage le criblant de projectiles : à la tête où de petits éclats se logèrent sous le cuir chevelu ; à la racine du nez, au bras gauche et au niveau du larynx. Le transport à l'ambulance put se faire en position couchée malgré une gêne respiratoire assez accentuée. Les éclats de la face et du bras furent extraits sur le champ. Quant à la plaie cervicale, jugée superficielle, et non pénétrante, on se contenta de la panser à plat.

Fut ensuite dirigé sur Toul (Hôpital Bautzen) où la plaie laryngée fut encore négligée.

Ce n'est qu'au cours de son évacuation sur l'intérieur lors de son passage à Neufchateau que notre malade fut désigné comme susceptible d'être soigné au Centre laryngologique de Contrexeville (Une radioscopie ayant décelé la présence de deux éclats au niveau de la région laryngée). Dans cette formation un examen au miroir montre un corps étranger métallique encastré sous le tiers antérieur de la corde vocale droite, on le cueille à la manière d'un polype. Cette intervention est suivie de fièvre, et l'on sait qu'il reste un assez gros éclat contre le cartilage thyroïde à droite. Ce dernier projectile est extrait par la voie externe quelques jours après.

Trois semaines après ces interventions le malade se plaint d'une gêne respiratoire paraissant s'accentuer graduellement. On fait une trachéotomie inter-crico-thyroïdienne. La canule reste en place quatre mois ; le malade ayant passé par une formation de Rodez est décanulé à Montpellier par le docteur Mouret au début de février 1917.

14 mars 1917 : Fait sortant avec deux mois de convalescence.

1er juin 1917 : Sur décision du docteur Mouret est classé dans le service auxiliaire.

15 juin 1917 : Rentre à son dépôt à Rennes.

3 septembre 1917. Est adressé en consultation au Centre laryngologique de la Xe Région pour dysphagie. Pris en observation, est hospitalisé à la date du 5 septembre.

*Examen à l'entrée.* — Le malade prétend ne plus pouvoir avaler sa salive et être extrêmement gêné pour déglutir les aliments solides, il place ses douleurs au niveau de l'orifice d'entrée du projectile. Sa voix est rauque.

On repère une petite cicatrice étoilée blanchâtre sur la ligne marquée par le bord antérieur du sterno-cléido-mastoïdien gauche légèrement au-dessus du bord inférieur du cartilage thyroïde. Le projectile a vraisemblablement pénétré là et après avoir traversé la cavité laryngée est venu se fixer sur la corde vocale droite.

*Examen laryngoscopique indirect.* — Il existe de l'épaississement des cordes vocales, la commissure antérieure a un aspect végétant.

Le 6 septembre : *Laryngoscopie directe.* — Il y a synéchie de la commissure antérieure et le tissu cicatriciel s'étend peu à peu dans la sous-glotte.

*Hypopharyngoscopie.* — Rien au niveau de la bouche œsophagienne. Rougeur diffuse de la muqueuse pharyngée expliquant à elle seule la dysphagie. Au cours de la laryngoscopie directe nous n'avons pas jugé utile d'intervenir localement.

20 octobre 1917 : Le malade mis en observation a suivi un traitement médical et obtenu une amélioration rapide.

**Obs. 20.** — *Plaie transfixante de la région laryngée supérieure par éclat d'obus rejeté par la bouche. Dysphagie et aphonie. Fistule externe. Polype sus-laryngé inséré sur la face supérieure de l'aryténoïde droit. Ablation par les voies naturelles. Guérison.*

M... Eugène du 97e régiment d'infanterie fut blessé le 3 juin 1915. Un petit éclat d'obus pénétra au niveau de la face latérale droite du cartilage thyroïde et suivant une direction obliquement ascendante vint tomber dans le pharynx. Le blessé toussa, eut une légère hémoptysie et rejeta son projectile.

Soigné dans diverses formations, le malade vit sa plaie cervicale se cicatriser normalement, cependant que sa voix devint de plus en plus voilée et que les troubles dysphagiques du début qui s'étaient peu à peu atténués reparurent avec une intensité croissante.

Le 19 juillet 1915 : Evacué sur l'intérieur il est hospitalisé au centre laryngologique de la Xe Région.

*Examen à l'entrée.*— Malade aphone légèrement dyspnéique se plaignant surtout de ne pouvoir avaler que des aliments liquides. On trouve au niveau de la face latérale droite du cou une petite fistule qui conduit sur la face externe du cartilage thyroïde. A la laryngoscopie indirecte les cordes vocales paraissent intactes, l'aryténoïde droit semble gonflé.

Le 22 juillet 1915 : Laryngoscopie directe et hypopharyngoscopie : Il existe au niveau de la paroi postéro-latérale droite du pharynx une plaie quelque peu ulcérée qui semble former le lit d'un gros polype sus-laryngé en forme de doigt de gant lequel s'insère sur la face supérieure de l'aryténoïde droit. Ablation du polype et curettage de la fistule externe.

Le 21 aout 1915 : Sort guéri avec une proposition pour convalescence.

**Obs. 21.** — *Éclat d'obus inclus sous la muqueuse trachéale. Tirage ; extraction du projectile par voie externe : Guérison.*

M... Hubert, du 155ᵉ régiment d'infanterie, fut blessé le 15 janvier 1915 au bois de la Grurie par un éclat d'obus qui pénétra à la base du cou à deux travers de doigt en dehors et au-dessus de l'articulation sterno-claviculaire droite, pour se fixer dans la région péritrachéale supérieure. On ne constata aucun trouble immédiat ni de la voix ni de la respiration, sauf pendant quelques jours une gêne assez marquée pour la déglutition. On obtint une cicatrisation assez rapide de la plaie cervicale et ce ne fut que le 12 octobre 1915 à Chatellerault qu'on pensa à repérer et extraire le projectile : une intervention exploratrice fut faite sous anesthésie locale (seule acceptée par le malade) et sous la conduite de l'électro-vibreur permit au doigt de sentir derrière la fourchette sternale un corps étranger enchassé transversalement et solidement dans la partie latérale gauche de la trachée qu'il suivait dans les mouvements de déglutition.

C'était bien là l'éclat qui semblait être en rapport très proche avec la carotide primitive et le tronc veineux brachio-céphalique gauches. Mais le malade refusa de subir la résection partielle de la poignée sternale, résection que l'opérateur jugeait nécessaire à l'extraction du corps étranger. L'intervention ne fut donc pas poussée plus loin et la plaie fut suturée.

Le 18 janvier 1916 : Il se présente au Centre de la Xᵉ Région déclarant souffrir d'une gêne respiratoire de plus en plus marquée et s'affirmant surtout au moindre effort. La voix qui est normale aurait été sérieusement touchée durant la semaine précédente puisqu'il y aurait eu aphonie complète pendant quatre ou cinq jours.

*Examen à l'entrée.* — Les mouvements du larynx sont normaux et il n'existe aucune gêne dans la déglutition. La laryngoscopie indirecte ne décèle aucune lésion appréciable.

19 janvier 1916 : *Examen trachéoscopique direct.* — Le tube conduit à 5 centimètres au-dessous des cordes vocales, au niveau du 3ᵉ anneau de la trachée et sur sa face postérieure, sur une tuméfaction

de la grosseur d'une demi-noisette. Cette éventration de la paroi trachéale est facilement franchie mais elle laisse deviner le voisinage du projectile que nous savons non extrait.

Le 25 janvier 1916 : *Radioscopie.* — On constate l'existence d'un éclat, gros comme un pois allongé, qui suit les mouvements de déglutition et semble logé entre la trachée et l'œsophage. La projection postérieure de ce projectile se fait au niveau de la deuxième vertèbre dorsale.

Le 1er février 1916 : Opération sous anesthésie locale : Par une incision médiane faite au-devant de la trachée, immédiatement au-dessus du manubrium sternal on aborde la face antérieure de la trachée. Les 2e, 3e et 4e anneaux sont incisés sur la ligne médiane; on place des écarteurs et le projectile qu'on trouve inclus au niveau du troisième anneau est extrait. La plaie est drainée.

Le 15 mars 1916 : La plaie externe est cicatrisée. Le malade n'a plus de tirage.

**Obs. 22.** — *Eclat d'obus inclus sous la muqueuse laryngée. Dysphonie, dysphagie. Extraction par la voie externe sans ouverture de la cavité laryngée. Guérison.*

Le lieutenant B... Georges, du 106e régiment d'infanterie, blessé le 15 mai par éclats d'obus l'ayant atteint à la face et au cou.

Le 29 septembre 1916 : Hospitalisé au Centre laryngologique pour dysphonie et légère dysphagie marquée surtout à l'absorption des aliments chauds.

*Laryngoscopie indirecte.* — Immédiatement au-dessus de la corde vocale droite, au niveau de la bande ventriculaire, il existe une petite plaie recouverte d'un enduit jaunâtre. La corde vocale est un peu rouge mais n'est pas lésée. La bande ventriculaire est œdématiée.

Le 1er octobre 1916 : *Radiographie.* — Il existe deux éclats, le plus gros à droite du bord supérieur du larynx, le second plus petit serait à gauche et un peu plus en avant. L'un d'eux, le plus gros, aurait traversé le larynx.

Le 7 octobre 1916 : *Laryngoscopie directe.* — Œdème de la bande ventriculaire et de l'aryténoïde droits. On aperçoit au-dessus de la corde vocale droite un point fongueux faisant saillie.

Le 8 octobre 1916 : Intervention sous anesthésie locale par infiltration de novocaïne au 1/100e. Incision para-médiane droite, on trouve un éclat inclus au niveau de la partie moyenne du cartilage thyroïde et dont la saillie sous la muqueuse laryngée avait occasionné les troubles mentionnés plus haut. On ne pénètre pas dans la cavité laryngée.

L'éclat repéré à gauche est sous la peau.

30 octobre 1916 : Sort guéri.

**Obs. 23.** — *Éclat d'obus ayant pénétré au niveau de la région sous orbitaire droite pour se loger dans le rhino pharynx et le larynx. Cordes vocales cicatricielles : aphonie par fixation des cordes par la rétraction cicatricielle des bandes ventriculaires (simulant une paralysie recurrentielle double).*

D..., Jean, du 41e régiment d'infanterie blessé le 22 septembre 1915 au Four de Paris. Des éclats pénétrèrent au niveau de la région sous-orbitaire droite fracturant la branche montante du maxillaire supérieur et vont se loger dans le rhino-pharynx et le larynx : il s'ensuit une brusque sensation d'étouffement avec toux et émission de crachats sanglants au milieu desquels le malade prétend reconnaître de petits fragments d'obus.

Le 23 septembre 1915 : On identifie des lésions choanales et rhino-pharyngiennes assez étendues et sous anesthésie chloroformique ont extrait un assez gros éclat logé sous la muqueuse pharyngienne à la hauteur du corps de l'Atlas. Le blessé est aphone et est très gêné pour manger.

1er novembre 1915 : La plaie faciale se cicatrise rapidement, les troubles de la déglutition disparaissent progressivement, il ne subsiste que de l'aphonie et de la gêne respiratoire.

Le 31 janvier 1916 : Entre au Centre laryngologique de la Xe Région pour aphonie persistante et tirage.

*Examen à l'entrée.* — Le malade n'accuse pas de trouble à la déglutition.

*Laryngoscopie indirecte.* — La muqueuse aryténoïdienne est œdématiée et irrégulière à droite, la corde vocale droite n'est visible que dans sa partie moyenne, les parties antérieure et postérieure sont cachées par une bande ventriculaire sinueuse, rouge et œdématiée. La corde vocale gauche, impossible à apercevoir, est cachée par la bande ventriculaire de ce côté qui est épaissie.

Au total il existe au niveau de la glotte une diminution de la perméabilité du canal aérien. Le malade est mis en observation et à la moindre alerte on fera une trachéotomie.

11 mars 1916 : Les troubles respiratoires ont disparu, aucune dyspnée à l'effort, l'aphonie semble irrémédiable.

*Nouvel examen laryngoscopique.* — La muqueuse laryngée est restée quelque peu granuleuse, il n'y a plus d'œdème. L'espace séparant la partie antérieure des deux cordes vocales s'est accentué par suite de la rétraction cicatricielle des deux cordes vocales qui sont lésées et de leur accollement à la muqueuse ventriculaire qui est elle-même infiltrée de tissu fibro-cicatriciel. C'est là un processus favorable de guérison au point de vue respiratoire. Mais la voix est définitivement perdue.

Ce malade est proposé pour la réforme n° 1.

**Obs. 24.** — *Plaie en séton par balle ayant traversé la partie supérieure du cartilage thyroïde.*

*Conséquences éloignées : dyspnée et aphonie par œdème des bandes ventriculaires et bride cicatricielle du repli glosso-épiglottique.*

C... Maurice, du 94e régiment d'infanterie, blessé le 16 avril 1916 par balle ayant traversé le cartilage thyroïde de droite à gauche, au voisinage de son bord supérieur.

Peu de symptômes immédiats et cicatrisation rapide de la plaie cervicale.

Le 22 décembre 1916 : Il est adressé par son Dépôt au Centre laryngologique de la Xe Région pour aphonie et dyspnée récentes.

Le 30 décembre 1916 : *Laryngoscopie directe.* — Les bandes ventriculaires sont infiltrées et œdématiées ; il existe à droite une bride cicatricielle du repli glosso-épiglottique qui cache les deux tiers antérieurs de la glotte.

Malade non suivi.

**Obs. 25.** — *Plaie de la région laryngée par éclatement de pétard. Trachéotomisé huit jours après son traumatisme. Destruction complète de la corde vocale gauche. Ankylose de l'articulation crico-aryténoïdienne droite. Aphonie.*

Le H... François, du 2e régiment d'infanterie coloniale, blessé le 12 août 1915 à Neuville-Château par éclatement de pétard. Un fragment métallique atteignit le blessé au niveau de la face latérale gauche du cartilage thyroïde et resta piqué dans le larynx.

Suffocation immédiate avec hémoptysie assez abondante. Aphonie instantanée. L'éclat a pu être saisi à la pince tire-balle au poste de secours.

Evacué sur Bar-le-Duc, est trachéotomisé le 22 août 1915 (plaie suppurant abondamment, ayant amené de l'œdème de la glotte).

Le 10 octobre 1915 : Est adressé au Centre laryngologique de la Xe Région.

La plaie cervicale est consolidée mais le blessé est toujours aphone.

Le 12 octobre 1915 : *Laryngoscopie directe.* — On ne trouve aucune trace de la corde vocale gauche qui paraît entièrement détruite. La corde vocale droite est en adduction et aux grandes inspirations ébauche un mouvement d'abduction ; il y a ankylose de l'aryténoïde droit (Nous ne faisons aucun traitement local.

**Obs. 26.** — *Eclats de grenade inclus au niveau de la région antérieure du cou. Trachéotomie immédiate. Un an après : abcès laryngé ayant nécessité une nouvelle trachéotomie dans le service. Laryngite chronique traumatique. Ablation sous endoscopie de fongosités des cordes. Guérison.*

A... Germain, du 24e régiment d'infanterie coloniale, blessé le 20 mai 1915 à Cappy (Somme) par éclats de grenade l'atteignant au niveau de la région carotidienne droite. Aphonie et suffocation immédiate ; est trachéotomisé le jour même à Amiens.

La canule est enlevée trois jours après.

Le 17 avril 1916 : Plaie cervicale cicatrisée depuis six semaines, le malade présente des troubles laryngés permanents consistant surtout en aphonie et légère gêne respiratoire à l'effort.

25 juin 1916 : Adressé de son dépôt pour être hospitalisé au Centre laryngologique de la Xe Région.

*Examen à l'entrée.* — Malade aphone disant souffrir depuis quelques jours d'une tension douloureuse de toute la région péri-hyoïdienne, ne pouvoir déglutir et être extrêmement gêné pour respirer.

*Laryngoscopie indirecte.* — On ne voit pas la corde vocale droite. La corde vocale gauche est infiltrée, gonflée et tuméfiée, elle présente un bourgeon charnu inséré sur son bord libre à l'union du tiers antérieur et des deux tiers postérieurs. L'aryténoïde gauche est œdématié. En somme la glotte se présente sous la forme d'une fente légèrement reportée sur la droite.

Le jour même : nouvelle trachéotomie et application de grands pansements humides au devant du cou.

Le 28 juin 1916 : Ouverture spontanée par les voies naturelles d'un abcès laryngé siégeant au niveau de l'aryténoïde droit. Soulagement immédiat ; déglutitions moins douloureuses.

Le 30 juin 1916 : La canule est enlevée.

Le 10 juillet 1916 : *Laryngoscopie directe.* — La glotte a complètement changé d'aspect. La corde vocale droite apparaît comme complètement détruite.

L'aryténoïde gauche est dégagé : seule la corde vocale gauche est toujours infiltrée, le bourgeon qu'elle porte à son tiers antérieur est enlevé à la pince.

Fin août 1916 : Fait sortant guéri.

**Obs. 27.** — *Séton du cou par balle de fusil tirée à bout portant : Fracture du larynx. Emphysème sous-cutané, suture immédiate. Conséquences éloignées : sténose trachéale.*

C... Charles, 40 ans, du 339e régiment d'infanterie blessé accidentellement par balle tirée à bout portant le 28 août 1917 à Vauquois : Le projectile traverse la masse deltoïdienne droite, le larynx et va léser le bord interne du pouce gauche qui à ce moment-là était placé au-devant du cou. Aphonie immédiate, l'air passe en sifflant dans la plaie laryngée, léger état de shock, suffocation et hémoptysie.

Est transporté à l'ambulance 9/14 porteur d'un billet le signalant comme suspect d'avoir provoqué sa blessure.

Le chirurgien de cette formation constate une plaie en séton de la région deltoïdienne, de la trachée qui est perforée (avec élimination d'un fragment de la partie antérieure du cartilage cricoïde). Il existe de l'emphysème cervical facial et thoracique. Les orifices cervicaux du séton laryngé sont débridés et curettés. Par une incision médiane (sous anesthésie locale à la cocaïne), la brèche trachéale antérieure est régularisée et suturée.

Commentant le billet d'évacuation régimentaire ce chirurgien conclut à la non provocation du traumatisme « la balle a été tirée de droite à gauche par rapport au blessé, par un camarade occupé à nettoyer son arme, le pouce gauche est venu se placer au devant du cou dans un mouvement instinctif de défense ».

Le 8 septembre 1917 : Le malade n'est plus aphone.

Le 12 septembre 1917 : Est évacué sur l'intérieur. Hospitalisé à Varzy (Nièvre). Est adressé le 30 octobre 1917 au docteur Montcharmont, laryngologiste au Sous-centre de Nevers qui formule les conclusions suivantes : « Sténose trachéale consécutive à plaie par balle ». L'examen laryngoscopique montre à deux travers de doigt au-dessous des cordes vocales un certain degré de rétrécissement avec un bourgeon médian faisant saillie dans la lumière trachéale. Le Centre oto-rhino-laryngologique de Dijon ne possédant pas d'instrumentation trachéoscopique prière de diriger ce malade sur le Centre spécial de Rennes (Service du docteur Guisez)

Le 6 novembre 1917 : Examen à l'entrée au Centre de la Xe Région Légère dysphonie, au repos, bonne respiration, mais dypsnée à l'effort.

*Laryngoscopie indirecte.* — Cordes vocales normales et mobiles, les anneaux trachéaux sont cachés par une masse (insérée au niveau de la commissure antérieure) semblant obstruer complètement la sous-glotte.

*Laryngoscopie directe.* — La masse signalée au miroir ne représente qu'un épaississement cicatriciel de la paroi antérieure de la sous-glotte, il n'y a pas de bourgeon à vraiment parler, c'est plutôt une sorte de tremplin (voussure) occupant la place de l'anneau cricoïdien et des deux premiers anneaux trachéaux. La lumière trachéale est diminuée de moitié.

Le 3 janvier 1918 : *Trachéo-cricostomie* (Docteur Marcorelles). Le tissu cicatriciel est très facilement réséqué.

Le 20 janvier : La dilatation caoutchoutée est établie depuis dix jours. Le calibre sous-glottique est déjà très large.

**Obs. 28.** — *Plaie borgne de la région cervicale droite (balle non extraite. Paralysie de la corde vocale droite).*

L... Albert, du 132e régiment d'infanterie. Blessé aux Eparges le 20 février 1915 par balle de fusil. Reste à l'hôpital n° 8 de Verdun du 22 février au 20 mars. Dirigé sur l'intérieur est hospitalisé à

Marseille (Hôtel-Dieu) du 20 mars au 29 juillet 1915, à Sainte-Marguerite jusqu'au 30 septembre 1915.

Le 27 décembre 1915 ; consulte le docteur Chifoliau chirurgien de Place à Saint-Brieuc lequel fait les constatations suivantes : « Cicatrice de plaie par balle de la région cervicale droite »; je crois sentir la balle et je pense qu'elle peut être extraite, mais le blessé restera aphone. A faire examiner par le docteur Guisez à Rennes.

Le 19 janvier 1916 : Entre au Centre laryngologique de Rennes.

*Examen à l'entrée.* — La balle est entrée au niveau du bord postérieur du cartilage thyroide, puis est venue s'enfoncer à la base du cou en suivant une trajectoire presque verticale. Une radiographie montre la balle dans l'espace compris entre la première côte et la clavicule. Le malade est aphone.

21 janvier 1916 : *Laryngoscopie indirecte.* — Paralysie de la corde vocale droite, difficile à voir à cause de l'affaissement des deux régions amygdaliennes.

Le 22 janvier 1916 : Le malade refuse de se faire examiner à la laryngoscopie directe. Est évacué sur son Dépôt.

**Obs. 29.** — *Séton par éclat d'obus de la région inter-crico-tyroïdienne. Séquestre du cartilage thyroïde Paralysie du muscle crico-thyroïdien gauche.*

B... Georges, blessé le 17 mai 1915 par éclat d'obus ayant traversé la région antérieure du cou-au-dessous de la Pomme d'Adam.

Le 22 juin 1915. Hospitalisé au Centre laryngologique de la X^e^ Région.

*Examen à l'entrée.* — La plaie s'étend de droite à gauche, immédiatement au-dessous du bord inférieur du cartilage tyroide en remontant à gauche sur la face latérale gauche du larynx. Cicatrisée dans ses 2/3 inférieurs, elle suppure dans sa partie supérieure, un stylet conduit sur un séquestre.

Le malade a la voix cassée et reporte cette gêne à la date de sa blessure.

*Laryngoscopie directe.* — Corde vocale droite normale. La corde vocale gauche se tend mal à la phonation, mais se met en parfaite adduction, apparait aux grandes inspirations comme diminuée de volume et relachée.

Le 1^er^ juillet 1915. On resèque le trajet de la fistule laryngée, le séquestre thyroïdien est enlevé à la curette.

**Obs. 30.** — *Paralysie du crico-thyroïdien droit et de l'ary-aryténoïdien par séton par balle.*

E... Paul, blessé le 26 août 1914.

Examiné au Centre le 21 avril 1915. Aphone depuis sa blessure.

Le larynx semble dévié vers la droite, on retrouve des cicatrices sur les parois latérales du thyroide. Aucune lésion cicatricielle endolaryngienne. La corde vocale droite est flasque et la partie postérieure de la glotte se présente sous un aspect triangulaire.

**Obs. 31.** — *Ankylose aryténoïdienne gauche et encoche de la corde vocale droite par éclat d'obus enlevé tardivement au bout de cinq mois.*

C... Victor, du 132e régiment d'infanterie, blessé le 10 septembre 1914 par un éclat d'obus ayant pénétré au niveau de la pointe mastoïdienne pour venir se loger dans la face latérale droite du cartilage thyroïde.

Projectile extrait le 15 février 1915.

Examiné au Centre laryngologique de la Xe Région le 2 juin 1915 : La corde vocale gauche est difficile à apercevoir parce qu'amincie et étroite, l'aryténoïde est déplacé et empiète en avant sur la ligne médiane, son articulation cricoïdienne est ankylosée, la corde vocale gauche est immobile, La corde vocale droite présente une encoche dans son 1/3 postérieur.

La voix est un peu rauque.

**Obs. 32.** — *Hémiplégie laryngée gauche par éclat d'obus inclus dans le larynx*

F... Adrien, du 94e régiment d'infanterie, blessé le 29 septembre 1915, en Champagne, par éclat d'obus ayant pénétré au-dessus du cartilage thyroïde gauche.

Aphonie complète par hémiplégie laryngée complète à gauche.

**Obs. 33.** — *Paralysie recurrentielle gauche par plaie transfixante du cou par balle.*

T..., blessé en juillet 1915 par balle entrée au niveau de la face latérale droite du cartilage thyroïde et sortie à gauche au niveau de la partie moyenne du muscle sterno-cléïdo-mastoïdien, immédiatement en avant des gros vaisseaux du cou.

**Obs. 34.** — *Paralysie récurrentielle gauche par balle.*

P..., blessé le 24 octobre 1915 en Champagne par balle ayant pénétré au niveau du bord postéro-supérieur gauche du cartilage thyroïde et sorti du côté opposé en un point dont le malade ne peut préciser le siège car le projectile n'a laissé que peu de traces.

**Obs. 35** — *Paralysie récurrentielle droite par balle.*

D..., Benjamin, du 25e régiment d'artillerie blessé le 8 septembre 1916 par balle ayant pénétré dans l'épaule droite et sortie à travers la région antérieure du cou. Cicatrice chéloïdienne et hyperesthésie. Cartilage thyroïde épaissi à ce niveau ; paralysie récurrentielle droite.

**Obs. 36.** — *Paralysie récurrentielle par éclat de torpille avec lésion légère du plexus brachial.*

C..., Maximilien, 24 ans, du 9e cuirassiers à pied, blessé le 21 juillet 1916 à Parrisy (Aisne) par éclat de torpille ayant pénétré au niveau de la région carotidienne gauche, à trois travers de doigt au-dessous de l'angle de la mâchoire. Éclat extrait le lendemain. La veine jugulaire interne a été liée.

Le 21 avril 1917 : Examiné à l'H. C. 114 de Rennes : Présente une paralysie récurrentielle gauche typique avec début d'accomodation de la corde vocale droite.

Retrouvé en décembre 1917, au Centre de Neurologie de la Xe Région.

Examen de l'Hôpital 4 (communiqué par le docteur Roger) : Parésie étendue à tout le membre supérieur gauche. Il n'y a pas de troubles de la sensibilité objective. Pas de lésions graves du plexus brachial dont toutes les branches sont légèrement lésées (compression par magma cicatriciel).

**Obs. 37.** — *Plaies multiples par éclats d'obus : 1° Paralysie récurrentielle gauche traumatique. 2° Dyspnée et dysphonie.*

T... François, 28 ans, soldat au 161e régiment d'infanterie, blessé le 8 octobre 1916 à Sailly-Saillisel par éclatement d'obus : Un premier éclat d'obus laboure le triangle de Scarpa à gauche. Un deuxième pénètre profondément dans l'hémithorax gauche par un orifice situé à 4 travers de doigt au-dessus du mamelon gauche. Un troisième éclat abrase l'angle de la mâchoire gauche puis va léser largement la région carotidienne gauche.

Du 9 au 20 octobre, séjour dans une ambulance : On extrait un éclat au niveau de la plaie sous-angulo-maxillaire gauche, deux éclats sont enlevés après débridement au niveau de la cuisse gauche; quant à la plaie pénétrante du sommet du poumon gauche, on débride l'orifice d'entrée mais l'éclat n'est pas recherché à cause de sa profondeur et de son siège médiastinal.

Du 20 au 24 octobre 1916. Hospitalisé à l'H. C. 101 d'Amiens.

Evacué sur l'arrière reste un mois à l'H. A. 119 de Pantin, est ensuite dirigé sur l'intérieur et séjourne du 26 novembre au 12 décembre à l'H. C. n° 9 d'Agen.

Après convalescence, rentre à son dépôt le 16 janvier 1917.

Mars 1917. Consultant pour la neurologie à Guingamp. Est hospitalisé à l'H. C. 4 de Rennes pour cicatrice cervicale adhérente douloureuse.

Le blessé accuse des troubles de la phonation contemporaire de sa blessure. Est hospitalisé au Centre laryngologique de la Xe Région.

Le 26 avril 1917. *Examen à l'entrée.* — Malade dont l'aphonie se serait améliorée depuis le début de la blessure se plaint d'un hoquet persistant de dyspnée d'effort très facile à provoquer et signale qu'il ressent parfois des battements douloureux au niveau de sa cicatrice cervicale.

La chéloïde cervicale est sensible à la pression, l'exploration de la région fait tousser le malade.

*Laryngoscopie indirecte.* — Paralysie récurrentielle gauche complète, il y a accomodation de la corde vocale droite qui dans l'adduction dépasse la ligne médiane.

Le 30 avril. *Examen trachéoscopique.* — On remarque un refoulement en masse de toute la paroi gauche de la trachée sans qu'il y ait cependant trace de lésion cicatricielle.

Proposé pour le service auxiliaire.

**Obs. 38.** — *Plaie borgne de la région antérieure du cou par balle. Paralysie récurrentielle gauche. Gêne respiratoire tardive par tumeur végétante sous-glottique.*

S... Gustave, 22 ans, infirmier au 363e régiment d'infanterie allemande fut blessé le 16 août 1917 à 10 h. 30, entre Bixchoote et Langemarck. Une balle pénétra au milieu du sterno-cléïdo-mastoïdien droit et vint se loger sous la peau de la région carotidienne gauche.

Fait prisonnier, fut examiné le même jour à 24 heures à l'ambulance chirurgicale n° 1. Le 17 août à 1 heure, la balle était extraite sous anesthésie générale au chlorure d'éthyle.

Le 20 septembre 1917. Est adressé en consultation au Centre laryngologique de la X° Région, par l'Hôpital Militaire de Rennes pour gêne respiratoire.

*Examen.* — Le blessé est porteur d'un pansement; la plaie d'exploration est cicatrisée, l'orifice d'entrée du projectile suppure encore un peu. On apprend qu'après une perte de connaissance d'une demi-heure le blessé constata son aphonie, il cracha du sang mais n'eut aucune modification respiratoire immédiate, ce qui l'aurait gêné beaucoup plus ce serait de la douleur à la déglutition des aliments solides (gêne qui persiste encore actuellement).

La gêne respiratoire ne remonte qu'à une quinzaine de jours et semble aller en s'accentuant.

*Laryngoscopie indirecte.* — La corde vocale gauche est immobilisée en position cadavérique.

Le 22 septembre 1917 : *Laryngoscopie directe.* — On voit une masse polypeuse bourgeonnante insérée au-dessous de la région inter-aryténoïdienne. La masse est enlevée à la pince.

*Œsophagoscopie.* — Rien à l'œsophage, sauf un léger spasme de la bouche.

Le 8 octobre 1917 : Le malade s'alimente normalement et respire très bien, la plaie cervicale est cicatrisée.

**Obs. 39.** — *Paralysie récurrentielle droite avec lésion de la cinquième racine cervicale du même côté par éclats d'obus.*

R... Jean-Marie, du 117e régiment d'infanterie territoriale, blessé en Champagne le 10 mai 1917 par éclatement d'obus présentait à ce moment des plaies multiples du cuir chevelu, du front, de l'œil gauche, de la région sous-maxillaire gauche, du poignet droit et de la région cervicale antérieure droite. Perte de connaissance immédiate et coma pendant huit jours. Au cours des pansements, a fait un phlegmon du cou qu'on dut ouvrir à la nuque.

Le 20 novembre 1917 : Est envoyé en consultation au Centre laryngologique par le docteur Chiray, chef du Centre de neurologie de la Xe Région.

*A l'examen.* — Présente de multiples cicatrices cervicales sur le bord droit du larynx et de la trachée il existe une cicatrice adhérente au plan profond, l'exploration de la région carotidienne droite est douloureuse et provoque la toux. Le malade est dysphonique et sa voix a changé immédiatement après la blessure. N'a jamais eu de gêne très marquée à la déglutition et ne signale que des troubles inconstants à la déglutition des liquides (avale parfois de travers).

*Examen au miroir.* — La corde vocale droite est immobilisée en position cadavérique, paralysie récurrentielle nette probablement par section du nerf laryngé inférieur. Pas de lésions cicatricielles de la glotte et de l'hypopharynx.

*Examen du centre neurologique de la Xe Région* (Communiqué par le docteur Roger). *Membre supérieur droit.* — Le blessé fait tous les mouvements avec une amplitude presque normale ; force musculaire nettement diminuée. Réflexes radio-périostés abolis. La cinquième racine cervicale est lésée isolément.

**Obs. 40.** — *Volumineux trachéocèle du à compression brusque par éclatement d'un gros obus.*

A... P..., sergent d'infanterie, de la classe 1911, fut blessé le 22 août 1914 par éclatement d'obus dans son voisinage. Il fut projeté à plusieurs mètres et ressentit une douleur très vive dans la région du sternum, une légère hémoptysie accompagna ce violent traumatisme.

Le 8 février 1916 : Le malade est adressé au docteur Guisez par le professeur Letulle et le docteur Coudray. Il lui apprend que depuis sa blessure il a vu sa gêne respiratoire s'accentuer progressivement : ce furent d'abord des crises de suffocation nocturne revêtant presque l'allure clinique de l'asthme; puis le moindre effort va bientôt provoquer une gêne respiratoire très accentuée et le malade redoutera d'aller à la selle, de tousser, d'éternuer et même de se moucher. Ce qui frappe à première vue chez ce blessé, c'est la production pour ainsi dire *ad libitum*, sans le moindre effort, de deux volumineuses hernies grosses comme des œufs de poule, placées de chaque côté de la trachée, un peu au-dessus des clavicules; hernies molles qu'on peut réduire facilement.

Le blessé avale bien : Pensant à un obstacle laryngé ou trachéal le docteur Guisez remarque à la laryngoscopie indirecte une légère saillie rouge qui dans les fortes inspirations déborde de 1/3 postérieur de la corde vocale droite.

Le 9 février 1916 : Examen laryngo-trachéoscopique direct : En position assise après anesthésie par badigeonnage avec la solution de cocaïne au 1/10$^{e}$ : 1° Le tube spatulé charge l'épiglotte et découvre deux cordes vocales normales et mobiles. La masse rouge sous-glottique se dessine mieux et paraît être insérée assez haut sur la paroi trachéale. 2° On passe le tube trachéoscopique et la tumeur apparaît animée de battements avec une paroi rouge amincie et présentant à certains endroits de petites traînées blanches, elle s'insère à deux centimètres au-dessous des cordes vocales et le tube qui la déprime assez facilement la suit sur la paroi postéro-latérale droite de la trachée jusqu'à trois centimètres de la bifurcation des bronches. Pendant tout l'examen les tumeurs externes sont absolument réduites. Quand on bouche le tube pendant quelques instants, la masse interne disparaît, et au contraire l'externe augmente beaucoup. Il s'agit donc d'un volumineux trachéocèle constitué aux dépens des 2 ou 3 premiers anneaux de la trachée par rupture d'anneaux cartilagineux sans doute prédisposés par leur faiblesse. Malheureusement il ne nous a pas été donné de revoir ce malade.

**Obs. 41**. — *Séton par balle de la région antérieure du cou. Sténose par valvule semi-lunaire intra-trachéale.*

P..., Alfred fut blessé le 7 avril 1915, au Bois d'Ailly par une balle entrée entre les deux chefs du muscle sterno-cléïdo-mastoïdien gauche, tout près de son insertion claviculaire et sortie à droite à la hauteur du cartilage cricoïde. L'aphonie fut immédiate mais il n'y eut ni suffocation, ni hémoptysie. Ultérieurement l'examen du larynx ne révèle rien de particulier, mais il y a de la dyspnée qui semble due à de la sténose trachéale.

Le 2 décembre 1915 : le blessé est envoyé de Bourges par le docteur Cousteau pour examen trachéoscopique à faire par le docteur Guisez.

A son entrée au Centre de la X^e Région le malade se plaint d'une gêne respiratoire qui aurait nettement débuté après la guérison de la plaie extérieure après fermeture rapide et spontanée de la plaie trachéo-laryngée. L'aphonie s'est sensiblement améliorée, la voix est revenue au bout d'un mois et demi, mais elle semble présentement s'affaiblir progressivement.

D'autre part le malade nous dit avaler difficilement et ne pouvoir prendre que des aliments semi-liquides.

*Examen local.* — 1° Laryngoscopie indirecte : Dans les grandes inspirations on voit au-dessous des cordes vocales : une bride semi-circulaire insérée sur la partie gauche de la trachée. 2° Le 6 janvier 1916 : Trachéoscopie directe : On trouve sur la partie postérieure membraneuse et latérale gauche de la trachée une valvule semi-lunaire qui fait saillie à 3 centimètres au-dessous des cordes vocales. Par sa situation cette membrane augmente le méplat de cette région et rétrécit la lumière trachéale d'au moins un tiers.

*Œsophagoscopie.* — Aucune lésion à l'œsophage.

10 janvier 1916 : Sous trachéoscopie directe au moyen de la longue pince emporte-pièce on résèque entièrement la valvule cicatricielle. Deux dilatations bougiraires sont faites ultérieurement.

15 février 1916 : Nouvel examen trachéoscopique : La lumière trachéale est entièrement libre.

Le malade sort deux mois après : la valvule n'a aucune tendance à se reproduire.

**Obs. 42.** — *Sélon par balle de la région trachéale supérieure. (Cicatrisation étoilée de la paroi trachéale). Dyspnée nerveuse.*

M..., du 125° régiment d'infanterie fut blessé le 27 mai 1915 par une balle qui lui traversa la face antérieure du cou, à deux travers de doigt au-dessous du larynx. Il fut atteint par un tir d'enfilade et ressentit un choc violent au-dessous de la Pomme d'Adam puis rejeta en toussant du sang. L'hémoptysie ne dura pas, mais le blessé devint aphone et remarqua une gêne respiratoire immédiate.

Cependant quelques pansements externes consolidèrent très vite la plaie cervicale, la voie redevint normale puisque lors de son entrée au Centre de la X^e Région le blessé n'accusait que de la gêne respiratoire.

Il prétendait avoir du tirage et faire de la dyspnée au moindre effort.

Le 5 juillet 1915 : *Examen à l'entrée.* — Rien au cœur ni aux poumons. L'examen laryngoscopique au miroir montre un larynx normal. Le malade ne semble pas avoir du tirage vrai.

Le 7 juillet 1915 : *Trachéoscopie* : La lumière trachéale est libre ;

on ne trouve ni valvule ni déformation des parois; cependant au niveau du 3e anneau de la trachée il existe une cicatrice étoilée blanchâtre qui couvre et déborde cet anneau à droite et en avant.

**Obs. 43.** — *Séton par balle de shrapnell, de la région antérieure du cou. Bride cicatricielle sous-glottique. Ablation. Dilatation. Guérison.*

C... Jean, du 139e régiment d'infanterie fut blessé le 14 août 1914 à Cirey. Un obus éclata à ras de terre atteignant l'homme, qui se couchait, au niveau du cou. La balle traça une plaie en séton dont l'orifice d'entrée était situé à gauche au niveau de la partie postéro-supérieure du cartilage thyroïde et la sortie à droite immédiatement au-dessous du bord inférieur du cartilage thyroïde.

Dès cet instant le malade devint aphone et eut de la gêne respiratoire.

Transporté de Badonvillers à l'hôpital de couverture de Raon-l'Etape. Devant l'arrivée des Allemands le malade fut évacué au bout de huit jours sur Aurillac (Hôpital Temporaire nº 2).

Entrant le 24 août, il sort le 10 septembre avec une permission de dix jours et obtient trois mois de convalescence à passer dans un dépôt d'éclopés. La plaie est cicatrisée, mais le malade est toujours aphone.

Retourne au front en janvier 1916; y reste quinze jours puis est évacué sur Royalieu où on diagnostique un rétrécissement sous-glottique et œsophagien consécutif à plaie du cou par balle.

Le 17 mars 1916 : Hospitalisé au Centre laryngologique de la Xe Région.

*Examen à l'entrée.* — Le malade est aphone et se plaint de ne pouvoir absorber que des aliments semi-liquides.

*Laryngoscopie indirecte.* — Les cordes vocales sont intactes, on aperçoit cependant une bride semi-lunaire qui au-dessous cache la moitié de l'ouverture de la trachée.

Le 10 avril 1916 : Laryngoscopie directe : La bride cicatricielle apparaît sous la forme d'une membrane épaisse d'un demi-centimètre et envahissant toute la moitié antérieure de la sous-glotte (région cricoïdienne).

On résèque ces tissus à la pince emporte-pièce.

*Œsophagoscopie.* — Rien à l'œsophage.

Le 12 mai 1916 : Le malade a subi plusieurs séances de dilatation bougiraire intra-trachéale sous le contrôle de l'endoscopie

Respire bien, s'alimente normalement.

**Obs. 44.** — *Plaie de la trachée par balle tirée à bout portant. Trachéotomie d'urgence. Tirage : Diaphragme cicatriciel. Ablation à la pince emporte-pièce. Guérison.*

D... Victor, 38 ans, du 75e régiment d'infanterie territoriale, blessé le 15 novembre 1916 par balle ayant pénétré à bout portant à deux travers de doigt au-dessus du milieu de la clavicule gauche, traversé la trachée au-dessous du larynx et étant sortie derrière le bord antérieur du sterno-mastoïdien droit à trois travers de doigt de son insertion sternale avec large délabrement au niveau de l'orifice de sortie. Le blessé fut transporté asphyxiant à l'ambulance et il dut être trachéotomisé d'urgence.

Le malade garda sa canule 24 jours. Du 9 au 29 décembre : cicatrisation de la plaie trachéale.

Envoyé en convalescence à Rennes, le malade se plaint de dyspnée et de tirage au moindre effort.

Nous le recevons au Centre laryngologique. Le malade à son entrée est cyanosé, il présente une respiration bruyante avec tirage et dyspnée.

Le 8 janvier 1917 : L'examen très difficile à la laryngoscopie indirecte ne fait apercevoir qu'une large bride cicatricielle à direction transversale sous la commissure antérieure des cordes vocales.

A la laryngoscopie directe on voit immédiatement au-dessous des cordes vocales une bande cicatricielle transversale coupant le tiers antérieur de la région sous-glottique du larynx. En relevant le tube de la spatule vers la verticale on aperçoit un diaphragme circulaire coupé au milieu par une bride à direction antéro-postérieure (V. fig.).

A la trachéoscopie on ne voit plus que le diaphragme cicatriciel avec deux petits orifices latéraux qui alors apparaît localisé au niveau du 2e anneau de la trachée.

*Opération.* — Avec la longue pince à emporte-pièce spéciale on résèque la partie médiane de ce diaphrame et les bords antérieur et postérieur de l'orifice ainsi créé, 3 séances de dilatation bougiraire. La respiration est redevenue aussitôt normale. Une nouvelle trachéoscopie directe faite en mai 1917 nous a montré une disparition à peu près complète du diaphragme cicatriciel. En tous cas la respiration s'est maintenue absolument normale, et la membrane ne présente aucune tendance à la récidive.

**Obs. 45.** — *Section par balle, de la partie inférieure du larynx et du premier anneau trachéal. Trachéotomie. Ablation de la canule. Puis ultérieurement : dyspnée d'effort par : synéchie de la commissure antérieure, valvule sous-glottique et légère hernie de la paroi antérieure de l'œsophage au niveau du tiers supérieur de la trachée* (1).

G... Pierre, du 155e régiment d'infanterie, blessé le 26 septembre 1915 par balle ayant sectionné et emporté la partie inférieure

(1) Les cas de hernie de l'œsophage dans la trachée sont dus aux efforts répétés de malades qui sont dysphagiques par obstacle sus ou sous-glottique.

du larynx et le premier anneau de la trachée. Cette blessure a nécessité le port d'une canule trachéale pendant un mois et demi.

Le 6 avril 1916 : considéré comme guéri a rejoint son dépôt, mais souffre de dyspnée d'effort et est envoyé au Centre laryngologique de la X° Région pour ce motif.

*Laryngoscopie indirecte.* — Les cordes vocales sont intactes, mais il existe une synéchie de la commissure antérieure s'étendant dans l'espace sous-glottique sur un trajet d'un demi-centimètre.

Le 7 avril 1916 : *laryngo-trachéoscopie directe.* — Immédiatement au-dessous des cordes vocales on tombe sur un arc cicatriciel qui rétrécit légèrement le calibre de la sous-glotte dans son tiers antérieur.

Au niveau de la paroi postérieure du tiers supérieur de la trachée on remarque une légère hernie de la paroi antérieure de l'œsophage. Le 14 mai 1916 : La synéchie a été réséquée, le malade a subi plusieurs dilatations bougiraires. La hernie œsophagienne causant toujours un peu de dyspnée, le malade est proposé pour le service auxiliaire.

**Obs. 46.** — *Plaie de la région antérieure du cou par éclat de bombe. Hernie de l'œsophage dans la trachée.*

P... Adrien, 31 ans, du 270° régiment d'infanterie fut blessé à La Harazée, le 17 septembre 1915, par l'éclatement d'une bombe. Le projectile (tôle) atteignit l'homme au niveau de la région sus-acromiale gauche, y traça une plaie superficielle puis pénétra au niveau du cou à deux travers de doigt au-dessus de l'articulation sterno-claviculaire gauche et vint enfin s'arrêter sous la peau de la partie inféro-interne de la région carotidienne droite. La perte de connaissance fut immédiate, le blessé resta 48 heures sous le shock et ne reprit ses sens qu'à l'hôpital Valmy de Sainte-Menehould.

A ce moment le malade s'aperçoit qu'il est aphone et qu'il crache du sang, sa plaie a été curettée, on en a retiré des débris de capote et le projectile a pu être extrait par incision parallèle au bord antérieur du sterno-cléido-mastoïdien droit.

Nous retrouvons ce blessé à l'Hôpital Jean-d'Heure de Bar-le-Duc pendant 20 jours, puis à l'intérieur à l'Hôpital temporaire n° 8 d'Albi où il restera jusqu'au 25 janvier 1916. Au cours de ces déplacements il n'y eut aucune intervention sanglante, des pansements méthodiques amenèrent la cicatrisation de la plaie cervicale vers le 20 décembre qui s'améliora progressivement jusqu'à sa rentrée au dépôt le 25 janvier 1916. Notre blessé a retrouvé sa voix normale.

Malade à son dépôt, ce soldat nous fut adressé en consultation au Centre laryngologique de Rennes et le 27 février 1916, nous l'admettions à l'Hôpital 114.

*Examen à l'entrée.* — Le malade accuse de la gêne à la déglutition, gêne qui se traduit au passage du bol alimentaire par une douleur localisée au niveau du bord droit de la trachée à son origine. Il se plaint en outre de dyspnée au moindre effort et raconte qu'il eut depuis sa blessure plusieurs crises de suffocation nocturne, crises qui semblent augmenter en fréquence et en intensité depuis le retour au dépôt.

Le 2 mars 1917 : *Trachéoscopie.* — On observe sur la paroi droite de la trachée, au niveau du deuxième anneau une saillie rouge qui rétrécit la lumière d'un tiers au cours de la respiration normale. Cette saillie augmente considérablement dans l'effort jusqu'à obstruer la lumière de la trachée. Il s'agit d'une sorte de hernie de l'œsophage dans la trachée produite probablement par suite de la rupture des anneaux trachéaux qui de ce fait ne soutiennent plus la paroi œsophagienne.

Ne voyant aucun traitement utile à faire à ce malade, nous l'envoyons en convalescence prolongée et malheureusement nous ne l'avons pas revu.

**Obs. 47.** — *Séton par éclat d'obus de la région antérieure du cou. Trachéotomie d'urgence. Dyspnée d'effort. Valvule intra-trachéale.*

Sous-lieutenant D..., du 70e régiment d'infanterie, fut blessé le 12 août 1916 à la Ferme de Thiaumont (nord de Verdun) par un éclat d'obus qui pénétra au niveau de la partie médiane du cou rasant le bord inférieur du cartilage thyroïde et sortit à la même hauteur au niveau du bord antérieur du sterno-cléïdo-mastoïdien gauche. Il y eut hémoptysie assez abondante et suffocation immédiate, la voix fut modifiée dans son timbre : ceci se passait vers 23 heures et les circonstances permirent une évacuation rapide sur Vadelaincourt. Là, le blessé qui redoutait la station couchée fut de plus en plus gêné pour respirer.

Le 16 août à 18 heures on lui fit d'urgence une trachéotomie. La canule fut enlevée le 3 septembre 1916.

Du 10 septembre au 15 octobre, séjour hospitalier à Paris. Ici se place une première convalescence de 30 jours. Le blessé est à ce moment examiné par le docteur Luc lequel propose une prolongation de 30 jours.

Cependant le malade qui se plaint de dyspnée au moindre effort, est réhospitalisé le 3 décembre et part à nouveau en convalescence le 23 février 1917.

Le 11 mars 1917, il rentre à son dépôt et nous le recevons à notre hôpital le 23 mars 1917.

A son entrée à l'hôpital 114 on se trouve en présence d'un malade qui au repos respire bien, mais chez lequel le moindre effort amène de la dyspnée très nette.

L'examen laryngoscopique indirect laisse deviner plutôt qu'il indique un repli de la muqueuse sous la corde vocale gauche.

La trachéoscopie faite le 25 mars montre qu'il existe une valvule semi-lunaire qui répond au 1er anneau de la trachée dans sa partie gauche (2 figures).

Le malade qui tient à retourner à son dépôt refuse toute intervention locale.

**Obs. 48.** — *Plaie pénétrante du thorax par balle tirée à bout portant. Dysphagie. Gastrostomie. Diaphragme cicatriciel de l'œsophage. Excision sous endoscopie. Dilatation bougiraire. Guérison.*

B... Jean, du 34e régiment d'infanterie coloniale, blessé le 26 septembre 1914 à Minaucourt (Marne) par balle tirée à bout portant, ayant pénétré au niveau du thorax au-dessus du mamelon gauche pour venir se loger dans l'abdomen.

Hémoptysie immédiate, les hématémèses durent encore 5 jours après le traumatisme.

A l'ambulance Saint-Jean on incise un hématome pariétal épigastrique et on fait une thoracentèse, le malade est ensuite évacué sur l'hôpital du petit Séminaire de Châlons, il y reste 27 jours.

Evacué sur l'intérieur, il est hospitalisé le 3 novembre à Vichy. Entre à l'hôpital no 42 le 16 novembre présentant un amaigrissement considérable. Depuis le 5 octobre le malade s'est plaint de difficulté à avaler. La dysphagie est absolue à la fin du mois de novembre. A ce moment un examen radiographique localise un rétrécissement œsophagien que la pâte bismuthée montre au voisinage de la base du ventricule droit. On repère en outre un éclat métallique de trois millimètres de diamètre environ situé dans la région de la vésicule biliaire.

2 décembre 1914 : Le docteur Bonnel établit une gastrostomie suivant la technique de Terrier.

17 décembre 1914 : Des mouvements violents et intempestifs ont amené la rupture des fils de fixation de la stomie et le péritoine est inondé de lait. Trois heures après l'accident on pratique une laparotomie sous-ombilicale, le péritoine est asséché puis lavé à l'éther, on draine le Douglas, puis libérant l'estomac on fait une suture en deux plans.

Janvier 1915 : Amélioration du côté de l'œsophage, la bougie no 15 passe et le malade peut s'alimenter avec des purées très claires.

19 mars 1915 : *Examen radioscopique.* — Le rétrécissement est beaucoup moins serré qu'au début, le bismuth passe d'une façon continuelle en colonne filiforme et à certains moments par une filière un peu plus grande. La dilatation de l'œsophage persiste au-dessus du rétrécissement. Il est permis de penser qu'un élément spasmodique est surajouté au rétrécissement organique. *Dilatation bougiraire* :

Impossible de dépasser les numéros 14 ou 15, sténose se reproduisant assez rapidement.

26 juillet 1915 : Augmentation sensible de poids. On fait une nouvelle intervention pour cure radicale d'une double éventration. La paroi est reconstituée en trois plans. Un éclat d'obus est enlevé sous la peau de la cuisse droite.

Novembre 1915 : L'état du malade est stationnaire; l'alimentation liquide reste possible mais des cathétérismes répétés sont nécessaires pour maintenir la perméabilité œsophagienne. Pensant qu'il y aurait intérêt à ce que ce malade soit soumis à un traitement endoscopique, le docteur Bonnel propose son évacuation sur le Centre spécial de Rennes.

Le 17 décembre 1915 : Le malade est hospitalisé au Centre de Rennes et le docteur Guisez l'examine : L'examen radioscopique après ingestion d'une pâte bismuthée montre qu'il existe toujours une sténose très serrée au niveau du tiers moyen de l'œsophage.

Le 6 janvier 1916 : *Œsophagoscopie.* — On trouve à 30 centimètres des arcades dentaires un diaphragme cicatriciel blanc, laissant à gauche un tout petit pertuis en forme de cul de poule, pertuis qu'admet la bougie n° 10 et qu'on amène progressivement dès cette première séance jusqu'au n° 18. Deux prises au moyen de la pince emporte-pièce permettent d'élargir cette brèche et la dilatation passe d'emblée au n° 28.

Le 18 mars 1916 : Le malade s'alimente normalement depuis un mois sans dilatation. Un nouvel examen œsophagoscopique ne nous montre qu'un léger ressaut au niveau de l'ancien rétrécissement.

Fait sortant guéri.

**Obs. 49.** — *Plaie par éclat d'obus de la partie profonde de la région sous-hyoïdienne. Projectile inclus. Phlegmon de l'origine de l'œsophage, œdème et spasme de la glotte. Trachéotomie d'urgence.*

G... du 10e d'infanterie fut blessé le 15 juin 1915 par éclat d'obus ayant pénétré sous le menton à un demi-centimètre au-dessus du bord supérieur du cartilage thyroïde. Les premiers symptômes furent insignifiants et on ne nota qu'une légère hémoptysie ayant suivi le traumatisme. Les jours suivants la gêne respiratoire débutait en même temps que la dysphonie et la dysphagie.

Evacué sur l'intérieur nous le recevons le 5 juillet au Centre laryngologique de la Xe Région.

*Examen à l'entrée.* — La plaie cervicale est consolidée, le malade a la voix rauque, respire mal et se plaint de ne pouvoir que difficilement avaler les aliments solides.

*Examen laryngoscopique.* — Les aryténoïdes sont rouges et tuméfiés, on note un léger œdème de l'épiglotte et des cordes vocales, il existe en arrière des aryténoïdes une sorte de bourrelet violacé.

Le 6 juillet 1915 : Le malade a du tirage, un nouvel examen au miroir montre une glotte guère plus œdématiée que la veille, mais avec adduction spasmodique des cordes. On pratique d'urgence une trachéotomie.

Le 8 juillet 1915 : Le malade a craché durant la nuit du sang et du pus, il se sent très soulagé et ne souffre presque plus à la déglutition.

Le 20 juillet 1915 : Radiographie indiquant la présence d'un projectile immédiatement au-desous de la grande corne de l'os hyoïde à droite.

Le 22 juillet 1915 : Intervention pour extraction du projectile. Incision de dix centimètres environ commençant au niveau du bord supérieur du cartilage thyroïde et s'étendant en haut jusque sous l'angle de la mâchoire à droite. On ne trouve aucun projectile dans la profondeur.

Le 4 août 1915 : L'incision exploratrice s'est cicatrisée par première intervention, mais le malade a fait un nouveau phlegmon au niveau de la bouche œsophagienne et dans un flot de pus a craché son projectile (lequel était un peu plus en arrière que ne l'indiquait le radiographe).

Le 10 août le malade est décanulé, on ferme l'orifice trachéal.

Sort le 30 août guéri.

**Obs. 50.** — *Plaie en séton de la partie moyenne du cou. Aphonie temporaire, rétrécissement cicatriciel de l'origine de l'œsophage.*

C... Julien, du 161e régiment d'infanterie, fut blessé le 6 octobre 1915 en Champagne. Une balle pénétra au niveau du bord postérieur du sterno-cléïdo-mastoïdien gauche à 7 centimètres au-dessus de la clavicule et sortit au niveau de la partie supérieure de la face latérale droite du cartilage thyroïde.

*Examen à l'entrée.* — Le 29 janvier 1916 : le malade raconte qu'il fit une hémoptysie aussitôt après son traumatisme, qu'il devint aphone et que le passage des aliments était extrêmement douloureux. Actuellement l'aphonie n'a duré qu'un mois et il ne subsiste qu'un peu d'enrouement. Aucun gêne respiratoire.

Seule la dysphagie a persisté, la viande ne passe que difficilement et le malade n'avale bien que les aliments liquides.

*Laryngoscopie.* — Aucune lésion cicatricielle. On note une légère rougeur des cordes vocales.

Le 1er février 1916. *Œsophagoscopie* : Le tube découvre à 3 centimètres de l'origine de l'œsophage une plaie fongueuse et cicatricielle située au niveau de la paroi antérieure. On ne peut franchir cet obstacle que difficilement : cette plaie dont la surface est saignante s'étend sur un centimètre de longueur.

15 mars 1916 : Le malade a subi une dilatation progressive sous le contrôle de l'endoscopie. Il s'alimente normalement.

**Obs. 51.** — *Séton par balle de la région antérieure du cou. Hématémèses, dysphagie. sténose cicatricielle de l'origine de l'œsophage.*

J... Auguste, du 2e régiment d'infanterie fut blessé le 17 septembre 1914 à Puysieux. Une balle pénétra dans la partie latérale droite du larynx et sortit au niveau de l'angle maxillaire inférieur à gauche.

Pansé immédiatement le blessé eut une hémorragie abondante par la plaie et par la bouche. Les stomatorragies durèrent 8 jours. La plaie extérieure fut cicatrisée en trois semaines, mais par contre le malade continua à cracher du pus pendant 15 jours. La dysphagie s'installa dès les premiers jours de la blessure, les aliments solides s'arrêtaient à l'entrée de l'œsophage et le malade devait faire effort pour leur faire franchir ce détroit.

Le 5 mars 1915 : Le malade est adressé par son Dépôt au Centre laryngologique de Rennes pour dysphagie.

Le 6 mars 1915. *Œsophagoscopie* : A l'entrée de l'œsophage on voit sur la paroi antérieure une cicatrice blanchâtre, la paroi postérieure est indemne. Le tube franchit difficilement ce rétrécissement, il faut forcer un peu et une légère hémorragie se produit au niveau de la paroi antérieure cicatricielle et épaissie.

Le 15 avril : La dilatation bougiraire progressive et méthodique permet actuellement une alimentation normale.

**Obs. 52** — *Séton par éclat d'obus de la région antérieure du cou. Aphonie temporaire. Dysphagie par rétrécissement cicatriciel de la bouche de l'œsophage.*

V... Eugène du 97e régiment d'infanterie, fut blessé le 16 juin 1915 à Souchez. Un éclat d'obus pénétra à gauche au niveau de la partie moyenne du cartilage thyroïde le long de son bord postérieur et sortit à droite d'une manière tout à fait symétrique.

Les huit premiers jours le blessé resta aphone et depuis sa blessure il ne put avaler que des aliments liquides.

Evacué sur le Centre laryngologique de la Xe région le 24 juillet 1915.

*Examen à l'entrée.* — La plaie cervicale est consolidée, il ne subsiste qu'une cicatrice quelque peu chéloïdienne qui gêne le mouvement d'extension de la tête sur le cou. La voix est peu couverte. La dysphagie n'est pas améliorée.

*Examen du larynx.* -- Les cordes vocales sont légèrement rouges.

Le 26 juillet 1915. *Œsophagoscopie.* — Cicatrice blanchâtre de la paroi postérieure de l'œsophage ; immédiatement au-dessus et à gauche il existe une sorte de diverticule renfermant de la salive et du mucus, en appuyant avec le tube on parvient à déplisser la paroi œsophagienne et la cicatrice paraît comme se continuant sur deux ou trois centimètres.

En trois semaines, la dilatation bougiraire a eu raison de l'obstacle et depuis 15 jours le malade s'alimente normalement sans aucun traitement.

**Obs. 53.** — *Plaie pénétrante du thorax. Projectile inclus au niveau du médiastin postérieur. Dysphagie. Vomissements. Sténose spasmodique du cardia par irritation du pneumogastrique.*

L... Jean, Fusilier-Marin fut blessé le 27 octobre 1914 par éclat d'obus ayant pénétré profondément dans le thorax.

Le 7 juillet 1915 : Le malade est adressé de son dépôt au Centre de la X$^{e}$ Région pour vomissements incoercibles.

*Examen à l'entrée.* — Sujet amaigri. On trouve la cicatrice de l'orifice d'entrée du projectile à droite, à un centimètre au-dessus du mamelon. Le malade a craché du sang pendant le premier mois de sa blessure, actuellement il se plaint de ne pouvoir conserver aucun aliment; il est dans cet état depuis huit jours et cette affaire est survenue progressivement. Les vomissements surviennent une demi-heure après l'ingestion des aliments; ils se font sans grande douleur et sans effort.

Le 8 juillet 1915 : *Œsophagoscopie.* — Le tube est arrêté au niveau du cardia, il n'existe à ce niveau aucune lésion cicatricielle. Une cocaïnisation soignée permet de franchir l'obstacle avec le porte-coton. Il s'agit d'une sténose spasmodique du cardia par l'irritation vraisemblable du pneumogastrique au voisinage duquel le projectile doit être resté.

Le 9 juillet 1915 : *Examen radioscopique.* — Il existe un assez volumineux éclat d'obus répondant à peu près au corps de la huitième vertèbre dorsale (un peu en avant et à droite).

**Obs. 54.** — *Plaie borgne de la base du cou par balle de shrapnell. Hématémèse et dysphagie immédiate. Huit mois après : spasme de l'œsophage par irritation du pneumogastrique.*

M... Constant, fut blessé le 4 mai 1915 par balle de shrapnell entrée à gauche entre les deux chefs du sterno-cléïdo-mastoïdien, à trois travers de doigt au-dessus de la clavicule et extraite 7 jours après sous la peau de la base du cou à droite.

Il y eut une hématémèse assez abondante et durant un mois et demi le malade ne fut exclusivement alimenté qu'avec des liquides. Ses plaies consolidées, il fut envoyé en convalescence quoique accusant toujours de la gêne à la déglutition.

Le 5 février 1916 : Est adressé par l'hôpital n° 83 (dépôt de convalescents) à la consultation laryngologique de Rennes.

*Examen.* — Malade amaigri, prétendant avaler difficilement les aliments solides.

*Laryngo-trachéoscopie directe.* — Aucune lésion des voies aériennes supérieures.

*Œsophagoscopie.* — Le tube est arrêté à trois centimètres de la bouche œsophagienne, cependant une cocaïnisation méthodique a vite raison de l'obstacle : le porte-coton, puis le tube franchissent l'obstacle. On ne découvre pas de lésion cicatricielle malgré l'apparition d'un hématémèse immédiatement après le traumatisme. Il s'agit de spasmes de l'œsophage par irritation du pneumogastrique; la balle ayant vraisemblablement effleuré la tunique externe de la paroi postérieure de l'œsophage.

Il n'y a pas de lésion œsophagienne proprement dite.

**Obs. 55.** — *Plaie de la face et du cou par le même éclat d'obus. Hémiplégie laryngée. Spasme du cardia par irritation du pneumogastrique par projectile non extrait.*

Le T... Yves, du 41e régiment d'infanterie, blessé le 16 septembre 1915 à Arras, par éclat d'obus ayant pénétré au niveau de la paroi inférieure du conduit auditif externe dans sa portion cartilagineuse pour venir se loger profondément dans le cou au-devant de la colonne vertébrale.

Est évacué du front sur le Centre laryngologique de la Xe Région.

*Examen à l'entrée.* — Le 2 novembre 1915 : plaie auriculaire consolidée : le malade est aphone, se plaint de dysphagie et n'a pu se nourrir depuis sa blessure que d'aliments liquides.

*Laryngoscopie indirecte.* — Toute la moitié gauche du larynx est comme figée en position cadavérique.

Le 3 novembre 1915 : *Examen radioscopique.* — Il existe : 1° un éclat métallique de la grosseur d'un grain de maïs logé immédiatement en avant de la colonne vertébrale à la hauteur de l'atlas ; 2° un autre projectile plus petit (tête d'épingle) situé légèrement au-dessus du premier.

Le 5 novembre 1915 : *Examen œsophagoscopique.* — Le tube n'est arrêté qu'au niveau du cardia. Ce n'est qu'une striction purement spasmodique consécutive à l'irritation du pneumogastrique par l'éclat d'obus non extrait.

Une tentative d'extraction de ce corps étranger a déjà été faite, la formation chirurgicale qui nous adresse ce malade fit une pharyngotomie latérale.

**Obs. 56.** — *Séton par balle de la région moyenne du cou. Spasme de la bouche œsophagienne.*

J... Philémond, du 4e régiment de ligne belge, fut blessé à Switkerke (Belgique) le 16 juin 1916. Une balle pénétra sur le bord supérieur du sterno-mastoïdien droit à quatre travers de doigt au-dessous de la pointe mastoïdienne et sortit à un travers de doigt au-dessous de l'angle du maxillaire inférieur à gauche. Soigné à l'ambulance de La Panne jusqu'au 24 juin, puis dirigé sur Calais, le malade est ensuite expédié sur l'intérieur et est examiné au Sous-Centre laryngologique de Saint-Lô le 27 juin.

*Examen du Docteur Hubert.* — Le séton est cicatrisé, le malade prétend être extrêmement gêné pour manger et dit souffrir au moment de la déglutition.

*Examen.* — Bouche : pas de paralysie du voile ; pas de gêne des mouvements de la langue et de l'épiglotte, pas de lésion des aryténoïdes ni du vestibule du larynx. La muqueuse aryténoïdienne et inter-aryténoïdienne est un peu tomenteuse. Un peu de catarrhe des cordes. Rien de visible au niveau de la bouche œsophagienne.

Le 3 juillet : Le malade se plaint toujours de douleurs à la déglutition avec irradiation en arrière de l'épaule droite laissant supposer une lésion du spinal externe.

Le 7 juillet 1916 : *Examen du docteur Guisez au Centre de Rennes* ; Larynx et trachée intacts. *Œsophagoscopie* : pas de lésion cicatricielle, il existe simplement un spasme assez marqué de la bouche de l'œsophage.

Le 3 août 1916 : Le malade a subi une série de dilatations bougiraires forcées et s'alimente normalement.

Sort guéri.

**Obs. 57.** — *Plaie transfixante du thorax. Dysphagie par spasme de l'œsophage dû à légère cicatrice pariétale.*

I... du 7e régiment russe fut blessé le 13 décembre 1916 à Monastir par une balle qui pénétra le long du bord axillaire de l'omoplate gauche, à un travers de doigt au-dessus de la pointe et sortit à droite en fracturant la clavicule à l'union de son tiers interne et de ses deux tiers externes. Serait resté quatre jours sans connaissance, puis soigné par les Anglais aurait eu des hémoptysies assez importantes et aurait craché le sang pendant six mois. Au cours des deux premiers mois qui suivirent le traumatisme ne fut alimenté qu'avec du lait.

Le 20 août 1917 : Est adressé en consultation au Centre laryngologique par le centre de neurologie de la Xe Région : Il existe un cal assez volumineux au niveau de la clavicule droite. Le malade raconte qu'après de longues marches il émet des crachats striés de sang. La déglutition des aliments solides provoque une douleur juste au-dessus de la fourchette sternale ; cette sensation n'existe pas avec les liquides.

*Examen œsophagoscopique* : Bouche œsophagienne spasmodique, cardia contracté, il existe sur la paroi antérieure de l'œsophage à l'union du tiers supérieurs et des deux tiers inférieurs une surface blanchâtre probablement cicatricielle. Le malade est pris au cours de l'examen d'un hoquet qui durera toute la matinée.

Le docteur Guisez conseille un traitement bromuré intensif.

**Obs. 58.** — *Plaie transfixante du cou par balle. Paralysie récurrentielle gauche. Sténose cicatricielle de la bouche de l'œsophage.*

K... prisonnier allemand, fut blessé le 1er juillet 1916 par balle ayant pénétré un peu en avant de l'angle de la mâchoire à gauche pour sortir à la base de la nuque à droite.

Le 1er août 1916 : Examen fait au Centre laryngologique de la Xe Région : Le blessé est complètement aphone et s'alimente difficilement, il se présente porteur d'un biberon et ne peut boire d'une autre manière.

N'accuse pas de difficulté respiratoire. La pointe de la langue est déviée du côté gauche.

*Laryngoscopie indirecte* : Paralysie complète de la corde vocale gauche, l'aryténoïde gauche est rouge, infiltré et sanguinolent.

Le 2 août 1917, *examen laryngoscopique et œsophagoscopique directs* : Au larynx, pas de lésion cicatricielle apparente. Du côté de l'hypopharynx, il existe une traînée de pus au niveau de la bouche œsophagienne. Sur la paroi postérieure on trouve à deux centimètres de la bouche de l'œsophage une cicatrice blanche, étoilée, que surplombe une bride cicatricielle transversale. Il est impossible d'introduire le tube, mais une bougie no 20 passe. On procède à la dilatation progressive et le tube franchit permettant de voir qu'il n'existe aucune autre lésion.

25 septembre 1916 : Le malade mange de tout quoique n'ayant pas été dilaté depuis 15 jours. L'aphonie tend à s'atténuer par accomodation de la corde vocale droite.

## CONCLUSIONS.

1° Tout en restant *rares* les blessures de guerre du larynx, de la trachée et de l'œsophage ont été soignées, chez les divers belligérants, plus fréquemment qu'au cours des guerres précédentes. Par rapport au même nombre de blessés de toutes sortes, leur *proportion* paraît avoir *doublé*.

2° La *dypsnée* et la *toux hémoptoïque* sont de bons signes capables, lorsqu'ils existent, de renseigner sur la gravité plus ou moins grande d'une blessure laryngo-trachéale.

La *dysphagie* est presque constante ; elle apparaît même en dehors de toute lésion œsophagienne, chaque fois qu'il y a lésion grave du larynx.

L'*échappement de l'air* au travers de la plaie cervicale est le seul signe pathognomonique de plaie pénétrante du canal aérien. *L'emphysème sous-cutané* n'est qu'une modalité de ce symptôme ; il n'apparaît que dans des conditions bien déterminées et sa rareté s'explique par le fait que les projectiles actuels :

*a*) Ou bien, comme certaines balles, ne font que passer en ne causant aucun dégât.

*b*) Ou bien, comme beaucoup d'éclats d'obus, créent d'ordinaire une plaie suffisamment large pour faciliter la sortie de l'air expiratoire.

3° *Le diagnostic immédiat* des plaies laryngo-œsophagiennes est parfois délicat : dans le cas de plaie externe petite, il faudra se rappeler qu'à une plaie d'apparence minime peuvent correspondre des lésions profondes très étendues.

4° Pour le *diagnostic éloigné*, la *laryngoscopie directe* et la *broncho-œsophagoscopie* permettent seules l'établissement d'un diagnostic rigoureusement exact; surtout lorsqu'il s'agit de lésions sous-glottiques.

Ces méthodes d'examen appliquées systématiquement à tous nos blessés, en nous donnant un accès direct sur les lésions, nous ont permis d'en apprécier très complètement la forme et l'étendue.

5° Les plaies de guerre du larynx, de la trachée et de l'œsophage doivent être considérées comme *graves* dans la plupart des cas car le processus de sténose s'établit très fréquemment. Cependant, en ce qui concerne le *pronostic quoad vitam* les faits sont très encourageants et nous sommes loins des sombres statistiques établies avant cette guerre.

6° Au point de vue « *thérapeutique immédiate* » : Si nous envisageons la totalité des blessures du Larynx et de la Trachée, la *trachéotomie* est plus rarement indiquée qu'on ne l'a pensé jusqu'ici. L'immobilisation des blessés, sous une étroite surveillance et des soins purement médicaux suffisent dans quelques cas.

Dans les larges délabrements :

La *suture immédiate* des plaies de guerre laryngo-œsophagiennes (sauf de rares exceptions) ne nous semble pas plus justifiée que leur extériorisation d'emblée.

Une *trachéotomie* préventive pratiquée si possible au-dessous de la plaie conviendra à tous les cas graves si on établit en même temps un tamponnement soigneux de toute la cavité laryngée.

7° Le *traitement éloigné* des plaies de guerre laryngo-œsophagiennes sera toujours guidé par *l'examen endoscopique*. Il aura pour but soit la récupération d'une respiration buccale suffisante, soit le rétablissement d'une perméabilité œsophagienne durable.

Toutes les méthodes thérapeutiques employées sur les sténoses laryngo-trachéales et œsophagiennes du temps de paix trouvent ici leur emploi. En particulier la *laryngostomie* ou la *trachéo-laryngostomie* restent dans les plaies de guerre des interventions de choix. Elles donnent un pourcentage très élevé de guérison complète au point de vue respiratoire et d'amélioration très nette au point de vue vocal. 12 de nos blessés ont été justiciables de ce traitement; deux d'entre eux seulement ne nous ont pas donné de résultat et il s'agissait de lésions très étendues du cricoïde au niveau de sa région postérieure, ce qui a amené un affaissement irrémédiable de la cavité laryngée.

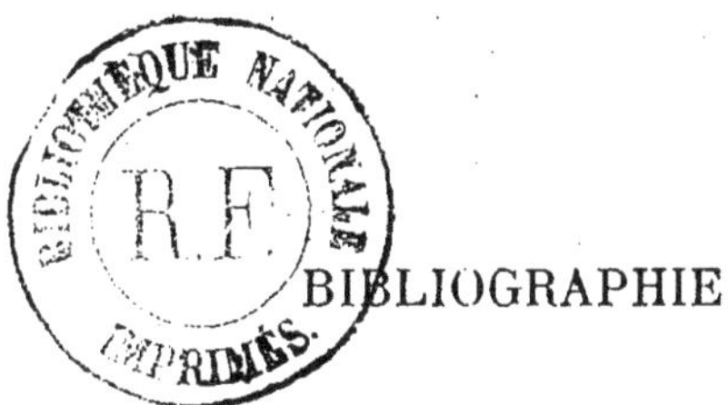


# BIBLIOGRAPHIE

**Albrecht.** — Ueber Schussverletzungen des Halses. *Arch. für Ohren. Nasen Kehlkopfheilk*, Leipzig, 1915, XCVIII, 138-145.

**Allenbach** (**E.**). — Ueber Kriegsverletzungen des Kehlkopfes nach Erfahrungen dieses Krieges. *München Med. Wochenschr*, 1916, LXIII, 1464-1466.

**Barth** (**E.**). — Ueber organische und funktionnelle, Kehlkopfstörungen bei Kriegsverletzen. *Berl. Klinick Wochenschr*, 1916, LIII, 120.

**Berger** (**W.**). — Ein Fall von Œsophagusschuss. *München, Med Wochenschr*, 1915, LXII, 1557.

**Bleyl.** — ZÜR KASUISTIK DER SCHUSSVERLETZÜNGEN DES KEHLKOPFES. *Zeitschr für Ohren, etc.*, Wiesb, 1915, LXXIII, 22-27. 2 pl.

**Bœhler** (**L.**). — Kehlkopfschüsse., *München Med. Wochenschr*, 1915, LXII, 828.

GUNSHOT WCUNDS OF THE LARYNX,
REPORT FROM THE BATTLEFIELD IN RUSSIA-POLAND.

— *Surg.*, *Gynée et Obstr.*, Chicago, 1915, XXI, 275-277.

**Brockaert** (**J.**). — Case of laryngeal stenosis following a bayonet wound treated by intubation, p. 101 in *Proc-Roy, Soc. Med.*, Lond., 1915-16, IX, Laryngol Sect.

**Caldera** (**C.**). — Traumatologia. Laringoiatrica di guerra. *Arch. ital. di otol, etc.*, Torino, 1616-17, XXI, 320-323.

**Canuyt** (**G.**). — CONSIDÉRATIONS CLINIQUES SUR L'OTO-RHINO-

*laryngologie en temps de guerre*. Thèse Bordeaux, 1915. — Les Blessures de guerre du Larynx et de la Trachée. *J. de Médecine de Bordeaux*, 1916, XLVI, 93-96.

**Chiari (H.).** — Extraktion einer Rund-Kugel aus dem linken Hauptbronchus, *Monatschr, für Ohrenh, etc.*, Berl., 3 Wien 1915, XLIX, 577-583, 2 pl.

**Chiari (O.).** — Chirurgie des Kehlkopfes und der Luftröhre (*N. D. Chir.*), Stuttgart, 1916.

**Collet.** — Paralysie du récurrent par balle. *Lyon Méd.*, 1915, CXXIV, 188-193.

**Courtois-Suffit et Giroux (R.).** — Mort subite d'un soldat atteint d'une blessure du larynx après enlèvement d'une canule à trachéotomie. *Paris Méd.*, 1916-17, XXI, 227-229.

**Denker (A.).** — Ueber Kriegsverletzungen am Ohr, den oberen Luftwegen und den Grenzgebieten. *Arch. für Ohren, Nasen, Kehleopfh*, Leipzig, 1915, XCVIII, 1-32.

**Enthall (A -W.).** — Bull. wound of the œsophagus. *Lancet*, London, 1915, II, 1350.

**Ferreri (G.).** — Alcune considerazioni sulli lésioni e sui traumi della laringe e della trachea in guerra. *Policlin Roma*, 1916, XXIII sez prat 101-105.

**Fischer (E.).** — Paralysie récurrentielle double à la suite d'un coup de feu. *Arch. internat. de laryngol.*, 10 déc. 1913, p. 760.

**Gerber.** — Schussverletzungen der oberen Lufwege. *Arch. f. laryngol.*, 1915, 29-331.

**Glas (F.).** — Laryngol. v. Verband-platz. *Monotschr für Ohren, etc.* Berl., 3 Wien, 1915, XLIX, 99-101.

**Gluck (Th.).** — Verletzungen der Luftwege und der Speiseröhre in : « *Die Behandlung von Kriegs verletzungen und Kriegskrankheiten in den Heimatlazaretten.* » 2te Teil.

**Göbell Bei Wendeborn.** — Ein Beitrag zur operativen Behandlung der Larynxstenosen und Defekte. *Inaug. Diss.* Kiel, 1906.

**Guisez.** — Trachéobronchoscopie et œsophagoscopie (*Actualités médicales*), 1905.

**Guisez.** — Les plaies de guerre laryngo-trachéales, *Paris-Médical*, sept. 1915.

— La laryngoscopie directe, la trachéoscopie et l'œsophagoscopie au service des blessés de guerre de la spécialité. *Bull. acad. de Méd.*, Paris 1916 et *Gazette des Hôpitaux de Paris*, 1916.

— Deux cas, chez des blessés de guerre, de sténose par diaphragme cicatriciel de la trachée et de l'œsophage. *Bull. ac. de Méd.*, Paris, juin 1917.

— Une technique nouvelle des injections intra-bronchiques dans le cas de suppurations bronchiques et de collections purulentes intra-pulmonaires. *Gazette des Hôpitaux*, 10 mai 1910.

**Hallopeau.** — Plaie du larynx. Suture immédiate dans une Ambulance. *Bull. et Mém. Soc. de Chir.*, Paris, 13 janvier 1915.

**Horhammer.** — Ueber isolierte subkutane trachealrupturen. Berstrungsrupturen der Trachea. *München Méd. Wochenschr.*, 1915, LXII, 268 et 911.

**Horteloup.** — *Plaies du larynx, de la trachée et de l'œsophage.* Thèse d'agrégation de Paris, 1869.

**Iermolenko.** — *Plaies par armes à feu des voies aériennes cervicales.* Thèse, Paris 1911.

**Jackson** (**C.**). — Endoscopy and the war. *Laryngoscope.* St-Louis, 1916, XXVI, 992.

— Orthopedic treatment of laryngeal stenosis, *J. laryngol.*, London, 1917, XXXII, 51.

**Kafemann.** — *Deutsche Méd., Wochenschr.*, 1915, n° 17.

**Kofler.** — Schussverletzungen des Larynx, *Wien Méd., Wochenschr.*, 1915, LXV, 86.

**Kofler** (**K.**) et **Fruhwald** (**V.**). — Schussverletzungen des Larynx und der Trachea. *Wien Klinik. Wochenschr.*, 1915, XXVIII, 1337-1344.

**Körner** (**O.**). — Drei Kriegsverletzungen des Kehlkopfes. *Zeitschr. für Ohrenh.*, etc. XX, Wiesb. 1914-15, LXXII, 65-72.

— Beobachtungen über Schussverletzungen des Kehlkopfes. 3 Reihe. *Ibid.*, 1915, LXXIII, 27-32.

**Lannois, Sargnon et Dauriac.** — Traitement des sténoses chroniques graves du larynx par traumatismes de guerre. *Lyon Méd.*, 1916, CXXV, 275.

**Lubet-Barbon.** — *In Traité de Chirurgie de Le Dentu et Delbet.*

**Lubinski (M.).** — Ein Fall von Steckschuss im Kehlkopf. *Deutsche Med. Wochenschr.*, Leipzig et Berl. 1916, XLII, 105.

**Madelung.** — Einige Kriegsverletzungen des Œsophagus. *Deutsche Med. Wochenschr.* Leipzig et Berl., 1915, XLI, 124-127.

**Mangoldt.** — *Verh. d. Deutschen Ges. für Chir.*, 1900. Résultat éloigné des greffes du Cartilage Costal. *Zentralblatt für Chirurgie*, 1907.

**Mesnard (J.).** — *Traitement par la suture, des plaies par instrument tranchant du conduit laryngo-trachéal*, Thèse Paris 1901.

**Milligan (W.).** — A note on treatment of gunshot injuries of the larynx, where « webbing » of the vocal cords has taken place. *Proc. Roy.*, *Soc. Med.*, London, 1915-16. Laryngol. sect. p. 85-87.

**Morestin (H.)** — Plaie du larynx traitée par la suture immédiate hermétique et suivie de guérison intégrale. *Bull. et Mém. Soc. de Chir. de Paris*, 1914, n° 3, XL, 1197-1199.

**Morestin (H.).** — Plaie du cou au niveau de l'espace thyroïdien avec section de l'épiglotte et large ouverture du pharynx. Fermeture tardive de la brèche persistante. *Ibid.*, 1916, 2054-2058.

**Moriondo (M.).** — Ferita di pallotola da fucile attraversante la larinje. *Torino. Arch. Ital. di. otol.*, 1916, XXVIII, 867.

**Mouchet (Albert).** — Plaie du pharynx par balle : fracture de la 4e vertèbre cervicale. Mort (Méningite rachidienne suppurée). *Bull. et Mém. Soc. de Chir. de Paris.*, 20 juin 1917.

**Moure** (E.-J.). — Laryngo-sténoses cicatricielles, présentation de malades opérés et guéris. *Bull. Acad. de Méd.*, Paris, 1916, 3 S. LXXVI, 591-593.

**Moure et Canuyt.** — Les plaies de guerre du larynx et de la trachée. *Revue de Chirurgie* parue en Février 1917.

**Nadoleczny.** — Ueber Schussverletzungen des Kehlkopfes. *München Med. Wochenschr.*, 1915, LXII, 826-828.

**Panzer** (B.). — Ein Fall von Kehlkopfschuss. *Militärartz*. Wien 1914, 446.

**Petit.** — *Plaies par armes à feu du larynx.* Thèse de Paris, 1889.

**Photiades et Lardy.** — *Revue Médicale de la Suisse Romande*, 1893, I.

**Platt.** — *British Med. Journal*, 1897.

**Pollatschek.** — Schussverletzungen des Kehlkopfes. *Orvosi Hetilap*, 1915, n° 3.

**Rafin, Arcelin et Sargnon.** — Section du larynx au niveau du cartilage thyroïde. *Lyon Méd.*, 1915, CXXIV, 134.

**Ramonet** (J.). — *Contribution à l'étude des blessures de guerre du larynx.* Thèse Lyon 1917.

**Roberts** (F.). — Shrapnell wound involving the brachial plexus, together with the vagus spinal accessory and phrenic nerves of the same side.

*J. Roy. — Army Nied Corps.* London, 1916. XXVII. 248-252.

**Rose** (F.-A.). — Paralysis of the right vocal cord. resulting from a bullet wound. *Proc., Roy, Soc. Med.* London, 1915-1916. IX. Laryngol. sect. 36.

**SANITATSBERICHT.** — Uber die deutschen Heere im Kriege, 1870-1871.

**Sargnon et Barlatier.** — *Le traitement chirurgical des sténoses laryngo-trachéales.* Maloine, 1910.

**Sargnon.** — Contribution à la laryngostomie.
— Tr. internat. *Cong. Méd.*, 1913. London 1914. Section XV. Rhinol. et Laryngol., pt. 2, 429-443. *Annales des maladies de l'oreille*, Septembre 1913.

— Contribution à la laryngostomie. Parallèle avec la trachéo-cricostomie et la résection segmentaire trachéo-cricoïdienne. *Revue de Laryngol.*, n° 23. Bordeaux, Décembre 1916.

**Sargnon et J. Toubert.** — Traitement chirurgical des sténoses fonctionnelles du larynx avec cornage. *Ann. des maladies de l'oreille*, etc., 1914, tome XL, 2ᵉ livr.

**Scheier (M.).** — Ueber Schussverletzungen des Kehlkopfes. *Berl. Klinik Wochenschr.*, 1915, LII, 574-576.

**Schilling.** — Ein Fall von œsophagusschuss. *München Wochenschr*, 1915, LXII, 1100.

**Schimmelbusch.** — *Verh. d. Deutschen ges für Chir.*, 1893.

**Stuart-Low.** -- Bullet. wounds of the face and neck. *Proc. Roy. Soc. Méd.*, London, 1915-1916; IX, Laryngol. sect. 18.

**Thompson (G.-W.) et Stanley (G.-W.).** — GUNSHOT WOUND OF SPINAL CORD AND TRACHEA; RECOVERY. *Brit. M. J. Lond.*; 1916; II, 74.

**Vallette (P.).**— Plaie de la trachée consécutive à une blessure par balle de Mauser. *Lyon Chirurg.*, 1914-1915, XII, 784.

**Vernet.** — *Les paralysies laryngées associées*. Thèse Lyon, 1916.

**Witte.** — *Arch. fur Klinik Chirurg.*, 1877-21.

www.ingramcontent.com/pod-product-compliance
Ingram Content Group UK Ltd.
Pitfield, Milton Keynes, MK11 3LW, UK
UKHW021147260726
13994UKWH00001B/330